Chris Bonner
Stressmindernde Pflege bei Menschen mit Demenz

Verlag Hans Huber
Programmbereich Pflege

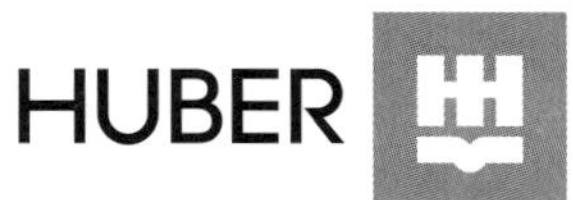

Chris Bonner

Stressmindernde Pflege bei Menschen mit Demenz

Praxishandbuch für Pflegeassistenten, Begleiter und Angehörige

Deutschsprachige Ausgabe herausgegeben von Sylke Werner
und Jürgen Georg

Aus dem Englischen von Michael Herrmann

Mit Illustrationen von Wayne Madden

Verlag Hans Huber

Chris Bonner. Klinischer Pharmakologe und Experte für Medikamentenmanagement bei alten Menschen. Berater und Dozent für Altenpflege, Brisbane, Australien
Sylke Werner (Dt. Hrsg.). Altenpflegerin, Pflege- und Gesundheitsmanagement (B. Sc.). Dozentin und freiberufliche Trainerin, Autorin, Berlin.
Jürgen Georg (Dt. Hrsg.). RN, MScN, Bern.

Lektorat: Jürgen Georg, Sylke Werner
Herstellung: Jörg Kleine Büning
Illustration: Wayne Madden
Titelfoto: pinx, Wiesbaden
Titelillustration: Claude Borer, Basel
Satz: punktgenau GmbH, Bühl
Druck und buchbinderische Verarbeitung: Triltsch GmbH, Ochsenfurt
Printed in Germany

Bibliografische Information der Deutschen Nationalbibliothek
Die Deutsche Nationalbibliothek verzeichnet diese Publikation in der Deutschen Nationalbibliografie; detaillierte bibliografische Angaben sind im Internet über http://dnb.d-nb.de abrufbar.

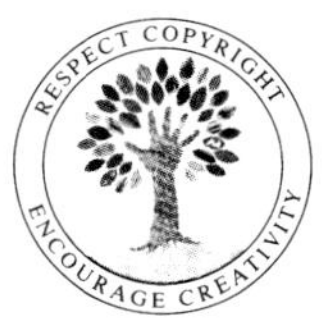

Anregungen und Zuschriften bitte an:
Verlag Hans Huber, Lektorat: Pflege, z.Hd.: Jürgen Georg
Länggass-Strasse 76, CH-3000 Bern 9
Tel: 0041 (0)31 300 45 00
Fax: 0041 (0)31 300 45 93
E-Mail: juergen.georg@hanshuber.com
Internet: http://verlag.hanshuber.com

Das vorliegende Buch ist eine Übersetzung aus dem Englischen. Der Originaltitel lautet «Reducing Stress-related behaviours in people with dementia» von Chris Bonner.

1. Auflage 2013. Verlag Hans Huber, Hogrefe AG, Bern
ISBN 3-456-85332-1
(E-Book-ISBN_PDF 978-3-456-95332-8)
(E-Book-ISBN_EPUB 978-3-456-75332-4)

Inhalt

Danksagung 9

Einleitung 11

1 Stressfaktoren 15

Folgen von Stress 18

2 Verhindern beziehungsweise Minimieren von Stress 21

Finden Sie möglichst viel über die Person heraus 21
Bestimmen funktioneller Ausgangswerte 21
Assessment des medizinischen Zustands 23
Sozial- und Berufsanamnese 26
Wenden Sie geeignete Praktiken zur Stressminimierung an 28
Vorgehen und Haltung 31
Umgebung 33
Kommunikation 35
Pflegepraktiken 40
Aktivitäten und Techniken 43
Körperliche Anregung bieten 43
Geistige Anregung bieten 44
Für Ruhe und Entspannung sorgen 47

3 Umgang mit stressbedingten Reaktionen 49

Feindselige verbale und körperliche Reaktionen 49
Entschärfen einer akuten verbalen oder körperlichen Episode . 49
Assessment verbaler oder körperlicher Reaktionen 50
Verhindern feindseliger verbaler oder körperlicher Reaktionen 51
Herausfinden der Ursache bzw. Bedeutung von Stress 51
Beseitigen von Stressoren 52
Allgemeines Management von agitiertem Verhalten 55

Strategien der Körperpflege 56
Strategien der Toilettenbenutzung 58
Vorgehensweisen bei Personen, die sich gegen den Toilettengang wehren 60
Verbal agitiertes Verhalten 60
Ansätze der Untersuchung und des Managements verbaler Agitiertheit 61
Ruheloses Umhergehen 65
Aufdringlichkeit, Herumkramen und «Picking» 70

4 Umgang mit Ernährungsproblemen 73
Interventionen zur Verbesserung der Nahrungsaufnahme 74

5 Umgang mit unangemessenem Sexualverhalten 79

6 Umgang mit gestörtem Schlaf 83
Faktoren, die bei älteren Menschen mit Demenz den Schlaf stören 83
Interventionen für einen besseren Schlaf 83

7 Die Bedeutung von Teamwork, Training und Unterstützung 87

8 Das PLST-Modell 89
Jürgen Georg
Merkmale chronischer Verwirrtheit 89
Elemente des PLST-Modells 91
Grundannahmen 92
Grundsätze 94
Interventionen 95

Literaturverzeichnis zu Kapitel 1 bis 7 97

Anhang 105
Deutschsprachige Literatur zum Thema «Demenz» 105
Informationen über das Krankheitsbild und den Umgang mit Demenzkranken 105

Pflege, Pflegekonzepte ... 107
Demenz und Zivilgesellschaft ... 110
Beschäftigung, Training, Erinnern ... 110
Reminiszenztherapie, Biografiearbeit, Erinnerungspflege ... 111
Ernährung ... 112
Wohnen und Pflegeheim ... 112
Technische Unterstützung ... 113
Beratung und Unterstützung für Angehörige (wissenschaftliche Beiträge) ... 113
Erfahrungsberichte, Tagebücher und Prosa ... 114
Bücher für Kinder und Jugendliche ... 115
Medizinische Fachliteratur ... 116
Recht und Pflegeversicherung ... 116
Veröffentlichungen der Deutschen Alzheimer Gesellschaft e. V. ... 117
Deutschsprachige Spiele zum Thema «Demenz» ... 118
Deutschsprachige Videos und DVDs zum Thema «Demenz» ... 119
Deutschsprachige Links zum Thema «Demenz» ... 121
Wichtige Adressen in Deutschland, Österreich und der Schweiz ... 123
Bezugsquellen für Materialien ... 129
Deutschsprachige Kurse zum DCM-Verfahren ... 131

Autorenverzeichnis ... 133

Sachwortverzeichnis ... 135

Danksagung

Danken möchte ich dem Pflegepersonal und den BewohnerInnen der 26 Pflegeeinrichtungen, für die ich als Berater tätig bin, und anderen Personen, die zum Inhalt dieses Handbuchs beigetragen haben. Besonders danke ich jenen, die sich mühsam Wort für Wort hindurchgearbeitet und mit einigen ausgezeichneten Gedanken reagiert haben. Ich danke auch Prue Mellor von Age Concern, Australien, die zu meiner Begeisterung über das Thema beigetragen und kluge Einblicke in ihre Kurse über Pflege und Versorgung von Menschen mit Demenz beigesteuert hat.

Und schließlich danke ich meiner Frau Marelle für ihre Unterstützung meiner Arbeit und die Inspiration, gewonnen aus ihrem frappierenden und intuitiven Verstehen der Bedürfnisse ihrer Mutter, die Demenz hat.

Chris Bonner

Einleitung

Dieses Handbuch bezieht seine Informationen aus der Literatur, von den zahlreichen Fürsorgenden, mit denen ich zusammengearbeitet habe, und aus der persönlichen Erfahrung, für Menschen mit Demenz zu sorgen und mit ihnen zusammen zu sein. Es ist auf das Konzept einer kontinuierlich sinkenden Stressschwelle bei Alzheimer-Krankheit ausgerichtet (Hall, 1994). In diesem Konzept wird speziell die Alzheimer-Krankheit als häufigste Form der Demenz angesprochen. Themen und Fragen zu diesem Konzept mögen besonders gut auf die Alzheimer-Krankheit zutreffen, lassen sich aber unter Umständen auch auf andere Ursachen der Demenz anwenden.

Die Tatsache, dass ich als klinischer Pharmakologe ein Buch über Pflege und Versorgung von Menschen mit Demenz schreibe, mag ein wenig ungewöhnlich erscheinen, ursprünglich wurde ich jedoch motiviert durch meine Bedenken hinsichtlich der verheerenden Auswirkungen einiger Medikamente, die traditionell zur Verhaltensmodifikation bei Menschen mit Demenz eingesetzt werden. Nicht dass eine medikamentöse Therapie zu diesem Zweck bei Demenz kontraindiziert wäre. Sie muss jedoch sorgfältig abgewogen werden und geeignete Pflege- und Versorgungspraktiken können den Rückgriff auf psychotrope Medikamente drastisch reduzieren (Shelkey/Lanz, 1998). Wenn dieses Handbuch trotz meiner pharmakologischen Sichtweise sinnvoll ist, kann ich nur sagen, dass die zahlreichen Pflegenden und Betreuenden, mit denen ich im Laufe der Jahre gearbeitet habe, mich gut gelehrt haben.

Viele der in diesem Handbuch angeführten Pflege- und Versorgungsinitiativen wurden durch die Forschung validiert. Andere sind bloße Anregungen. Einige der Informationen können sich sogar widersprechen. Validierte Information bedeutet, dass wir erwarten können, dass sie sich für eine signifikante Anzahl von Settings eignet. Anregungen bedeuten, dass jemand der Ansicht ist, eine bestimmte Praxis könne effektiv sein, dass aber die Bedeutung der Praxis für die Verbesserung der Pflege und Versorgung insgesamt unbekannt ist.

So vieles ist unbekannt in der Fürsorge für Menschen mit Demenz. Für Demenz ausgewiesene Forschungsgelder sind tendenziell drauf ausgerichtet, ein Heilverfahren zu finden oder Medikamente zu entwickeln, um den Krankheitsprozess oder die Auswirkungen der Erkrankung zu verzögern. Es ist leichter, Material über die Verhaltensmerkmale von Menschen mit Demenz und die Auswirkungen verschiedener Interventionen zu finden als herauszufinden, wie sich Menschen mit Demenz wohl emotional fühlen. Viele Autoren haben ausgezeichnete Konzepte vorgebracht, um die Welt der Person mit Demenz zu verstehen, dennoch müssen wir jede Person und Situation für sich betrachten, statt unsere Pflegebeziehungen auf kollektiven Theorien oder Sammelbegriffen aufzusetzen. Es gibt, wie so oft in der Medizin, weder einen Test noch eine Verfahrensrichtlinie, die uns sagt, was zu tun ist. Daher erfordern unsere Bemühungen um Verbesserung der Ergebnisse für Menschen mit Demenz Wissen, Empathie, ein sorgsames Assessment sowie geduldiges Experimentieren mit einer Reihe von Interventionen, die ausgelegt sind, jeden zugrunde liegenden Stressauslöser zu beseitigen und die besten Ergebnisse hervorzubringen. Ob der Ansatz nun validiert, nur ein Fallbericht oder intuitiv ist: Entscheidend ist, was bei einer bestimmten Person funktioniert. Ziel dieses Handbuchs ist es, möglichst viele Ideen aus einem breiten Quellenspektrum zusammenzutragen. Natürlich müssen wir Praktiken meiden, die mit Risiken einhergehen. Wir müssen verwerfen, was nicht funktioniert, auf dem Funktionierenden aufbauen und allen an der Pflege und Versorgung der Person mit Demenz Beteiligten mitteilen, was funktioniert.

Dieses Handbuch richtet sich primär an Betreuungspersonen in Einrichtungen der Altenpflege, aber die Konzepte lassen sich auch auf die Pflege und Versorgung zuhause durch Familienmitglieder und andere Betreuungspersonen anwenden. Eine Betreuungsperson bedeutet in diesem Handbuch jeden an der Pflege und Betreuung Beteiligten: Hauspersonal, an der unmittelbaren Pflege und Versorgung beteiligtes Personal, Ärzte, Ehrenamtliche, Pflegende, Verwaltungsmitarbeiter, Freunde, Apotheker. Gewöhnlich bezeichnen wir jene, die wir in Einrichtungen der Altenpflege pflegen und versorgen, als «Bewohner» beziehungsweise «Bewohnerinnen». In diesem Handbuch bezieht der Terminus auch diejenigen ein, die zuhause gepflegt und versorgt werden.

Hoffentlich finden Sie große Befriedigung, wenn Sie die Welt der Person mit Demenz betreten, um eine Pflege und Versorgung zu leisten, die sich auf jene Person konzentriert, eine Person, die einzigartig ist und ein reiches Spektrum an Gefühlen und Empfindungen hat, die man schätzen und an denen man Freude haben kann. Hoffentlich ergeben sich bei Ihrer Arbeit neue Pflege- und Versorgungsideen, die irgendwann durch Ressourcen wie dieses Handbuch mit anderen geteilt werden.

1 Stressfaktoren

In ihrem Verlauf führt Demenz zu kognitiven (Verlust der mentalen Prozesse des Verstehens, Urteilens, Sich-Erinnerns und Denkens) und konativen Ausfällen (mit Veränderungen im Verhalten und Handeln), die in vielen Fällen als Persönlichkeitsveränderungen wahrgenommen werden. Stressbedingte Verhaltensweisen, oft als Verhaltensstörungen im Rahmen einer Demenz («Behavioural and Psychological Symptoms of Dementia», BPSD) bezeichnet, treten gewöhnlich mit fortschreitender Erkrankung auf und können, abgesehen davon, dass sie dem Leidenden eine Last sind, für Betreuungspersonen anstrengend sein (Hart et al., 2003). Diese Verhaltensweisen können das Ergebnis eines allmählichen Absinkens der Stressschwelle (Hall, 1994) oder eines «Schrumpfens der Comfort-Zone» (Caron/Goetz, 1998) sein, die zu stressbedingten Reaktionen, wie Agitiertheit und Aggression, führen. Auslöser, wie der Verlust von Familie und Freunden, eines fassbaren Umfeldes, von Zugehörigkeiten und Freiheit erhöhen die Anfälligkeit für diese stressbedingten Verhaltensweisen.

Als erstes geht gewöhnlich das Kurzzeitgedächtnis verloren, daher können gegenwärtige Orte, Gesichter und Praktiken für Menschen mit Demenz unvertraut und belastend sein. Unter Umständen fühlen sie sich, als seien sie von Fremden umgeben.

Stressbedingten Reaktionen von Menschen mit Demenz können vorbestehende pathologische Zustände, Persönlichkeiten, Arten des Charakters oder neurochemische oder strukturelle Anomalien des Gehirns zugrunde liegen (Dyck, 1997). Depression kommt bei Menschen mit Demenz häufiger vor als bei Menschen ohne Demenz und kann dazu führen, dass erstere emotional stressanfälliger sind (Verhey/Visser, 2000). Diese Faktoren reduzieren zusammen mit der kognitiven Beeinträchtigung die Toleranz gegenüber widrigen Umweltreizen, wie etwa nicht vertrauten Routinen, Pflegepraktiken oder Umgebungen (Raskind, 1999).

Zu den üblichen Stressoren, welche die erniedrigte Coping-Schwelle einer Person überwinden können, gehören:

- geistige und körperliche Erschöpfung
- Umstellung der täglichen Routine, Wechsel der Betreuungsperson oder der Umgebung
- irreführende Reize oder unangemessene Reizintensitäten
- exzessive innere oder äußere Anforderungen über die funktionelle Leistungsfähigkeit hinaus
- körperliche Stressoren wie Schmerz oder Reizerscheinungen, eine Infektion, Dehydratation oder Depression
- affektive Reaktion auf wahrgenommene funktionelle Verluste bei Alltagsfertigkeiten und in der Unabhängigkeit
- Verlust der Fähigkeit, Bedürfnisse zu kommunizieren und das gesprochene Wort zu verstehen (Hall, 1994; Hall/Buckwater, 1991).

Menschen mit Demenz können furchtsam oder ängstlich sein, wenn sie Stressoren ausgesetzt sind. Ihre Coping-Fähigkeit wird in einer Versagenssituation leicht überschritten (Hall et al., 1986).

Die mit Demenz einhergehenden Verluste können weiter verstärkt werden durch «überschießende Beeinträchtigungen beziehungsweise Behinderungen», reversible Symptome funktionellen Unvermögens, die stärker sind als durch physiologische Beeinträchtigungen vorgegeben. Eine überschießende Beeinträchtigung beziehungsweise Behinderung kann die Fol-

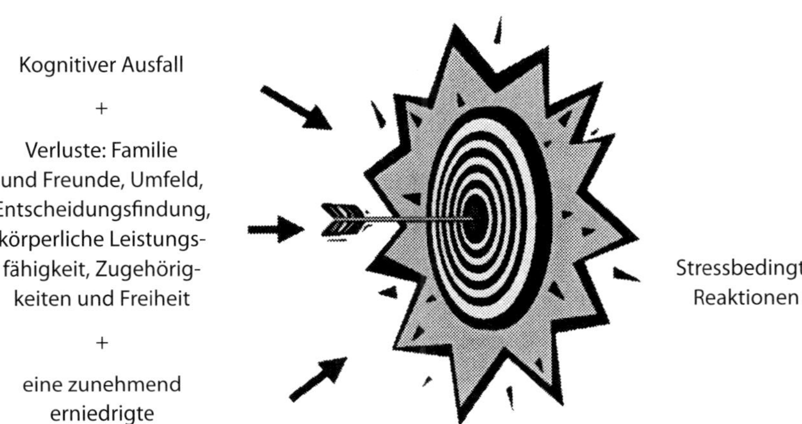

ge von nicht erkannten oder unzureichend behandelten medizinischen Zuständen, von Medikamenten oder von verschiedenen emotionalen, psychischen und umgebungsbedingten Faktoren sein. Natürlich ist die medizinische Belastung eine Quelle überschießender Beeinträchtigung beziehungsweise Behinderung, aber auch ein sensorischer Abbau durch eine ungeeignete Brille oder einen Zeruminalpfropf kann zu verminderter Kognition, Halluzinationen, Wahnvorstellungen, emotionaler Labilität, Isolation und Agitiertheit führen (Morley/Miller, 1993). Nebenwirkungen von Medikamenten können zu unnötiger Behinderung führen und Pflegetechniken, die der Person helfen, Aufgaben auszuführen, zu denen sie – wenn auch langsam – auch noch selbst in der Lage wäre, können zu überschießender Abhängigkeit bei Aktivitäten des täglichen Lebens führen. Komplexe Verhältnisse im Umfeld, die zu Schwierigkeiten beim Zugang zur Toilette führen, können eine unnötige Inkontinenz fördern. Muskeln, die nicht genutzt werden, können atrophisch werden.

Stellen Sie sich Ihre Reaktionen in folgenden Situationen vor:

> *Sie fahren Ihre Familie zu einem Besuch Ihrer Schwiegereltern. Sie täten lieber etwas anderes. Überdies fiel die einzige Gelegenheit, zu der sich eine Reise zu den Schwiegereltern in Italien arrangieren ließ, genau auf die Woche des jährlichen Angel-Trips, den Sie seit zehn Jahren keinmal ausgelassen haben. Sie haben einen Jetlag, Kopfschmerzen, können es nicht ausstehen, einen Fiat zu fahren, es ist dunkel geworden, Sie können die Straßenschilder weder sehen noch lesen. Zu allem haben Sie sich auch noch verfahren und die Kinder rangeln auf dem Rücksitz. Aber noch immer bewahren Sie Haltung... so gerade eben noch. Und dann genehmigt sich Ihre hinreißende Tochter im Teenager-Alter einen Waffenstillstand mit ihren Brüdern, der lange genug anhält, um zu sagen: «Ich wette, du hast das Geschenk für Oma vergessen.» Das war eine klare Wette, und nun kommt bei Ihnen zu dem Stress und der Frustration noch ein Gefühl von Respektlosigkeit und Versagen hinzu.*

Mit dieser Situation kämen Sie vielleicht besser zurecht:

> *Sie hatten einen guten Tag. Sie feiern einen Erfolg, indem Sie sich ein besonderes Parfüm kaufen. Als Sie an der Kasse stehen und den Moment genießen, gibt Ihnen ein Vorübergehender einen kleinen Stoß oder Rempler, um durch einen verstopften Gang zu kommen. Damit kommen Sie vielleicht gut zurecht.*

Nun lassen Sie uns dasselbe Ereignis unter anderen Umständen betrachten:

> *Sie hatten einen wirklich schlechten Tag. Sie haben Ihren Job verloren, der Schoßhund ist weggelaufen und Sie haben eine Beule in Ihr Auto gefahren. Für eine Tante, die Sie nicht besonders mögen, aber besonders ehren müssen, kaufen Sie ein Geschenk, das Sie sich nur schwer leisten können.*

Wie fühlen Sie sich, wenn Sie von der ungeduldigen Person geschubst werden? Ist Ihre Stressschwelle beziehungsweise -toleranz erniedrigt?

Folgen von Stress

Natürlich führt Stress zu insgesamt schlechten Gesundheitsergebnissen, Agitiertheit, einer verminderten Fähigkeit zur Durchführung der Aktivitäten des täglichen Lebens und macht die Pflege und Versorgung schwieriger und weniger angenehm.

Billing (1996) weist darauf hin, dass Stress auch zu folgendem führen kann:

- körperlich aggressives Verhalten, wie Schlagen, Kratzen, Spucken oder Beißen
- verbal aggressives Verhalten, wie Beschimpfungen oder Fluchen
- körperlich nicht aggressives Verhalten, wie unangemessenes Sich-Entkleiden, Ruheloses Umhergehen oder Aufdringlichkeit
- verbal nicht aggressives Verhalten, wie Schreien, ständige Fragen und Bitten oder ständiges Wiederholen von Worten oder Bemerkungen.

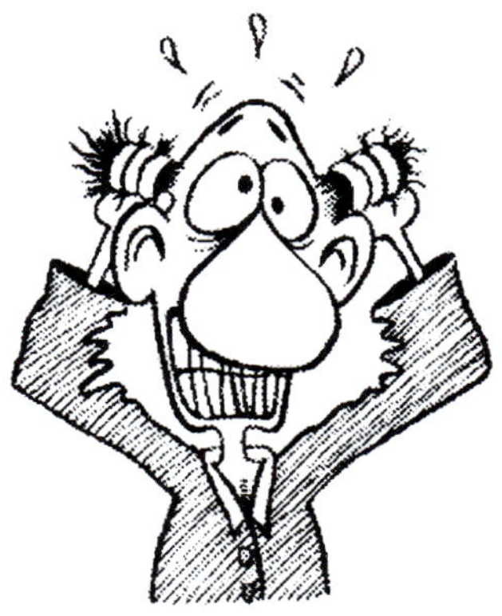

Eine Person mit Demenz lebt unter Umständen mit Frustrationen, Verlusten und verringerten Toleranzen und kann ständig durch scheinbare kleinere oder imaginierte Beleidigungen oder Belastungen negativ betroffen sein. Das kann die Welt der Person mit Demenz sein. Menschen mit Demenz brauchen eine Pflege und Versorgung, die herausfindet und berücksichtigt, was sie tun möchten, die die Kopfschmerzen heilt, Störungen auf ein Minimum reduziert, ihnen das Leben vereinfacht, Erschöpfung vermeidet, die Umgebung interpretiert, sie respektiert und sie weder herausfordert noch ihnen dumme Fragen stellt.

Probleme bei der Nahrungsaufnahme und beim Schlafen können bei Menschen mit Demenz, wenn auch nicht unbedingt stressbedingt, ebenfalls vorkommen und eine Herausforderung darstellen, die angegangen werden muss.

2 Verhindern beziehungsweise Minimieren von Stress

Die beste Pflege und Versorgung von Menschen mit Demenz unter Stress beginnt mit einem gründlichen Assessment, um die der Verhaltensänderung zugrunde liegende Ursache herauszufinden. Eine medizinische Begleiterkrankung sollte behandelt und eine Beeinträchtigung des Sensoriums angegangen werden. Assessment und Management sind wesentliche Komponenten der Behandlung einer Demenz (Herrmann, 2001).

Finden Sie möglichst viel über die Person heraus

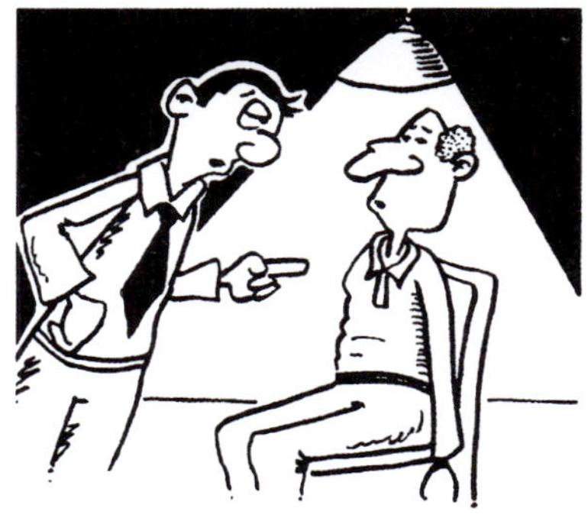

Da das Langzeitgedächtnis bei Demenz länger erhalten bleibt als das Kurzzeitgedächtnis, liegt die Welt, wie sie im Geiste der Person mit Demenz gesehen wird, oft in der fernen Vergangenheit. Pflegepraktiken müssen daher auf einer sehr genauen Kenntnis des Lebens der Person beruhen. Wir brauchen auch ein akkurates Bild davon, wie die Person zu bedeutsamen Zeitpunkten, wie etwa der Aufnahme in die Heimpflege und -versorgung, funktioniert. Wichtig ist auch, Ausgangswerte zu bestimmen, damit wir Ergebnisse von Pflegepraktiken objektiv validieren können.

Bestimmen funktioneller Ausgangswerte

Bei der Aufnahme in Heimpflege und -versorgung ist es wichtig, Kognition, Stimmungslage, Leistungsfähigkeit bei Aktivitäten des täglichen Lebens, Mobilität und allgemeine Funktionsfähigkeit zu beurteilen. Bei Menschen, die zuhause gepflegt und versorgt werden, können diese Informationen durch eine Gemeindeschwester oder einen Arzt, eventuell durch Überweisung, erhoben werden.

- Führen Sie Ausgangstests des kognitiven Status, wie etwa den Mini-Mental-Status-Test (MMST) (Folstein et al., 1975) durch, der aus 30 Punkten einen Wert zur Einschätzung des Gedächtnisses, der örtlichen und zeitlichen Orientiertheit, des Verständnisses, der Aufmerksamkeit (Fähigkeit, den Fokus beizubehalten), der Sprachbeherrschung, der Fähigkeiten des räumlichen Sehens (die Fähigkeit zur Verarbeitung und Interpretation optischer Informationen darüber, wo Objekte sich im Raum befinden) liefert.
- Schätzen Sie die Stimmungslage ein. Es stehen verschiedene Depressionsskalen zur Verfügung, die für manche Patienten geeignet sein können. Die Depression kann indessen fluktuieren, der Patient kann «stoisch» sein oder die Antworten können durch kognitive Ausfälle beeinträchtigt werden und führen zu Antworten, bei denen die Wahrscheinlichkeit einer Depression unterschätzt wird. Holen Sie bei entsprechendem Verdacht Informationen von jemandem ein, der der Person nahe steht (Rubin et al., 2001) und dokumentieren Sie die Stimmungslage im Interview und in der Leistung bei der Untersuchung des Geisteszustandes. Depression geht bei älteren Menschen mit verringerter kognitiver Testleistung einher, vor allem bei komplexen und zeitaufwändigen Tests und bei Gedächtnistests (Palsson et al., 2000).
- Dokumentieren Sie das allgemeine Erscheinungsbild, den Bewusstseinsgrad, die Haltung gegenüber dem Interviewer, die Fähigkeit, Informationen zu verstehen und zu kommunizieren und ob Gedankenprozesse logisch sind. Neben der beeinträchtigten Wortfindungsfähigkeit kann bei Menschen mit Demenz auch die Fähigkeit beeinträchtigt sein, Informationen logisch aufzunehmen.
- Überprüfen Sie, ob sich die Person ihres Unvermögens bewusst ist. Wer Einsicht darin hat, neigt unter Umständen stärker zu Depression, während diejenigen ohne Einsicht eher zu paranoiden Gedanken neigen können.
- Schätzen Sie die Mobilität, die Stabilität der Haltung und das Vorliegen von Bewegungsstörungen ein. Für das Assessment der Körperfunktionen gibt es eine Reihe standardisierter Tests.

- Schätzen Sie die Fähigkeit zur Durchführung von Aktivitäten des täglichen Lebens, die Kontinenz und das Schlafverhalten ein.
- Fragen Sie nach persönlichen Sorgen.
- Überprüfen Sie, ob die Person unter Halluzinationen, Wahnvorstellungen, Zwangsvorstellungen oder Zwangsneurosen leidet.
- Verwenden Sie, wo spezifische stressbedingte Verhaltensweisen erkennbar sind, einen Verhaltensbeobachtungsbogen, um das Ausgangsverhalten zu beschreiben und zu dokumentieren. Ein Verhaltensbeobachtungsbogen sorgt für Konstanz beim Assessment, liefert glaubwürdige Informationen zur Beurteilung der Effektivität von Interventionen und unterstützt bei der Entscheidungsfindung. Versichern Sie sich, ob dieses Verhalten dauerhaft oder nur gelegentlich vorhanden ist.

Assessment des medizinischen Zustands

Zwar gehört das Assessment des medizinischen Zustands primär zur ärztlichen Praxis, jedoch ist Pflegepersonal auf allen Ebenen beteiligt, auf Symptome hin zu überwachen und sie für ein professionelles Assessment zu melden. Pflegepersonal befindet sich oft in der Position des Fürsprechers für die medizinischen Bedürfnisse des Patienten, um die Ursache auftauchender Symptome festzustellen.

Menschen mit agitiertem Verhalten bei Demenz bedürfen eines umfassenden medizinischen und psychiatrischen Assessments in Bezug auf folgendes:

- *Depression:* Sie kann agitiertem Verhalten bei Demenz zugrunde liegen und solche Menschen sollten auf Depression hin untersucht und bei Bedarf behandelt werden (Menon et al., 2000). Zwar wird zur Behandlung der Depression eine pflege- und versorgungsbasierte Therapie die erste Wahl sein, jedoch ist ein sorgsamer Versuch mit Antidepressiva oft geeignet und von Nutzen.

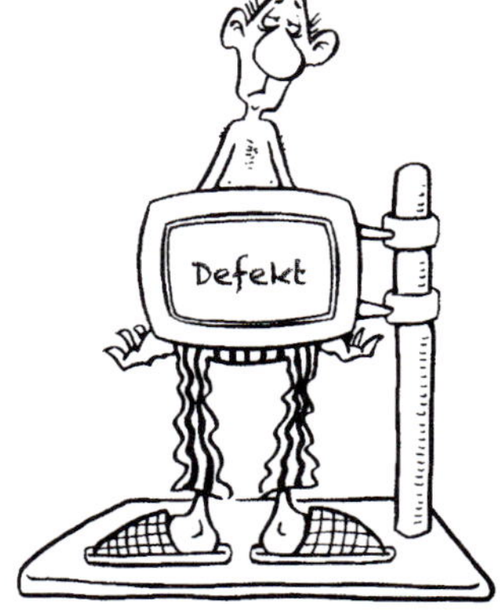

- *Wahnvorstellungen, Halluzinationen:* Stressbedingte Störungen können mit Wahnvorstellungen oder Halluzinationen einhergehen. Bei Demenz zeigen sie sich oft als falsche Überzeugung in Zusammenhang mit kognitiven Defiziten, wie etwa die Überzeugung, ein verstorbener Elternteil sei noch am Leben. In anderen, stärker belastenden Fällen kann es bei Wahnvorstellungen einer Person um verzerrte Vorstellungen dessen gehen, was tatsächlich geschieht. Das kann die Überzeugung sein, ihr Zuhause sei nicht ihr Zuhause, ein naher Verwandter sei ein Hochstapler oder ihr Besitz würde gestohlen. Neben dem Sehen oder Hören von Dingen, die nicht da sind, kann es bei Halluzinationen um Riechen, Schmecken oder Tasten nicht vorhandener Dinge gehen. Fehlinterpretationen, wie etwa, ein Streifen auf dem Teppich sei eine Schlange, unterscheiden sich von Halluzinationen und können Menschen mit Demenz stören. Es wurde behauptet, Wahnvorstellungen träten gewöhnlich fünf Jahre nach der zu Demenz führenden Erkrankung und bei einem MMSE von 12 (Deutsch/Rovner, 1991) auf und stünden für eine mäßige bis fortgeschrittene Demenz.

- *Delir:* Das Delir beinhaltet gewöhnlich eine verminderte Fähigkeit, aufmerksam zu sein, Verwirrtheit, Desorientiertheit und die Unfähigkeit, klar zu denken, und kann sich beim älteren Menschen als hypo- oder hyperaktive Störung zeigen. Ein Delir geht oft auf eine Grunderkrankung zurück und ist potenziell reversibel. Bei vielen älteren Menschen mit Demenz kann gleichzeitig ein Delir vorliegen, das nicht unbedingt offen zutage tritt. Zu den üblichen Ursachen eines Delirs gehören:
  - Infektionen
  - endokrine Störungen (Hyper- oder Hypoglykämie)
  - verminderte Herzleistung infolge von Herzerkrankungen
  - geringe Verfügbarkeit von Sauerstoff infolge von Atemstörungen oder einer Anämie
  - Dehydratation
  - transiente ischämische Attacken
  - Medikamente
  - Hypo- oder Hyperthermie
  - Veränderungen des Umfeldes
  - Obstipation oder Harnverhalt (Espino et al., 1998).

- *Hör- und Sehschwäche:* können zu Wahrnehmungsverzerrungen führen.
- *Durch biochemische Tests nachgewiesene Krankheiten:* Elektrolyt- oder Leberfunktionsanomalien, endokrine Krankheiten wie Diabetes, eine Über- oder Unterfunktion der Schilddrüse, Vitamin-B_{12}-, Folsäure- oder Vitamin-D-Mangel, Syphilis, Harnwegsinfekte, entzündliche Erkrankungen.
- *Hämatologische Anomalien:* zum Beispiel Anämie.
- *Schmerzen, körperliche Beschwerden oder Reizerscheinungen:* zum Beispiel durch Juckreiz oder Vaginitis.
- Obstipation
- Infektion
- *Transiente ischämische Attacken* oder *Krampfanfälle*
- *Unerwünschte Arzneimittelwirkungen.*

Obwohl gewöhnlich nicht verfügbar, ist Wissen über die genaue oder vorherrschende Art der Demenz (z. B. Alzheimer-, Multiinfarkt-, Lewy-Body- oder frontotemporale Demenz) von Nutzen, um Verhaltensweisen vorherzusagen und Interventionen abzusehen. So können beispielsweise Menschen mit Lewy-Body-Demenz an schweren Reaktionen auf Neuroleptika leiden und diese Medikamente müssen vermieden werden, wenn der Verdacht auf diese Krankheit besteht. Menschen mit frontotemporaler Demenz schneiden bei kognitiven Tests oft gut ab, auch wenn ihre Demenz so weit fortgeschritten ist, dass sie nicht mehr sicher für sich selbst sorgen können.

Nach einem Seminar über Depression meinte der Leiter des Wohnheims, die Person, die das Zimmer von Frau Smith saubermachte, hätte festgestellt, sie wäre im Laufe des vergangenen Monats immobiler und «flacher» geworden. Man schlug vor, sie könnte depressiv sein. Es stellte sich heraus, dass die Immobilität und das «flache» Erscheinen auf ein Neuroleptikum zurückzuführen waren, das gegen Wahnvorstellungen verschrieben worden war. Bei weiterer Nachforschung schienen die Wahnvorstellungen auf eine Intimpflegeprozedur zurückzugehen, für die es auch eine weniger intime Vorgehensweise gab.

Die Person, die Frau Smiths Zimmer saubermachte, verhinderte eine erhebliche Behinderung, indem sie innerhalb des Pflege- und Versorgungssystems eine denkende Person war.

Patienten mit einem komplexen psychiatrischen oder kognitiven Erscheinungsbild können von einem psychogeriatrischen oder neuropsychologischen Assessment profitieren. Anhand solch eines Assessments werden Diagnosen abgeklärt, kognitive Fähigkeiten in mehreren Bereichen eingeschätzt, Verhaltensweisen und -änderungen identifiziert und Empfehlungen für die zukünftige Pflege und Versorgung erstellt (Peterson/Lantz, 2001). Viele städtische Kliniken haben geriatrische Stationen mit geriatrischen Beratungsteams, um die nötigen Assessments durchzuführen.

Keine Sorge, mit 90 müssen Sie mit ein paar Beschwerden rechnen!

Das andere verdammte Bein ist auch 90 und tut nicht weh!

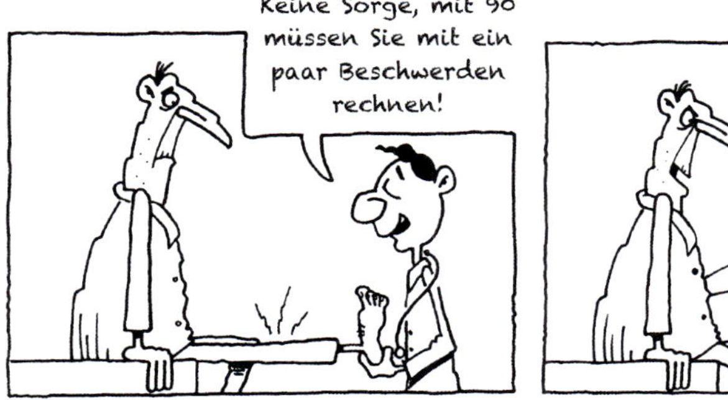

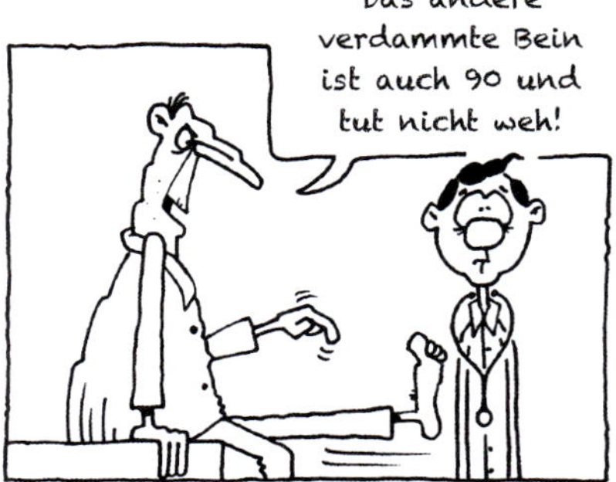

Sozial- und Berufsanamnese

Erheben Sie die soziale, berufliche, kulturelle und spirituelle Anamnese und nutzen Sie diese Informationen in der Pflegepraxis. Dazu kann auch ein eingehendes Interview mit der Person und einer nahestehenden Person gehören, die mit dem Funktionieren des Betreffenden im Alltag vertraut ist. Lernen Sie, was es bei jedem Ihrer Bewohner Besonderes gibt, und versuchen Sie, entsprechend darauf zu reagieren.

- Verschaffen Sie sich eine schriftliche Kurzfassung der Lebensgeschichte, Aktivitäten, sozialen Beziehungen, kulturellen Praktiken, religiösen Überzeugungen, spirituellen Bedürfnissen und der beim

Militär beziehungsweise im Krieg verbrachten Zeit. Negative Aspekte der Biografie eines Menschen können durchaus als signifikanter Stressor in Verbindung mit kognitiver Beeinträchtigung und Schwierigkeiten beim Interpretieren seiner Umstände auftreten. Fragen Sie nach Bildungsabschlüssen und Karriere. Finden Sie heraus, wie der Betreffende seinen Tag zubrachte, seine Gewohnheiten, Vorlieben und Abneigungen, worüber er gerne spricht, ob er gern allein oder in Gesellschaft ist und welche Speisen und Farben er bevorzugt. Diese Informationen vor der Aufnahme in eine Altenpflegeeinrichtung zusammenzutragen ermöglicht Pflegeansätze zur Maximierung individuellen Ausdrucks und des Bedürfnisses nach Befriedigung sowie zum Stressabbau und zur Verbesserung der Funktionsfähigkeit. Wieder Zugang zu vertrauten, angenehmen oder bedeutungsvollen Praktiken zu bekommen kann wichtig für den Erhalt der Lebensqualität sein. Etwas so einfaches wie das Zusammenlegen von Wäsche kann sich bei manchen Menschen mit Demenz als bedeutungsvolle Verbindung zur Vergangenheit erweisen.

- Gehen Sie Informationen über Interessen, Aktivitäten und Grade sozialer Teilhabe nach. Arbeiten Sie Stärken und Schwächen heraus.

- Dokumentieren Sie alle traumatischen Lebensereignisse und Missbrauchssituationen, die Ihnen zur Kenntnis gelangen. Zwar mag es unangemessen sein, diese Informationen bis zum Ausgangspunkt zurückzuverfolgen, jedoch sind solche Ereignisse bei einer Person mit Demenz als Grundursachen von Leiden wahrscheinlich besonders bedeutsam. Solche Ereignisse könnten traumatisch gewesen sein und weder benannt noch gelöst worden sein.

Eine leitende Pflegeausbilderin weist darauf hin, dass es sie sehr frustriert, wenn sie bei der Bestattung von Bewohnern dem Nachruf zuhört und er bedeutsame Informationen enthält, die, hätten sie zu Lebzeiten der Person zur Verfügung gestanden, die Fürsorge für diese Personen unterstützt hätten.

Herr Simpson hat sich gut in die Routine eingefügt, seit wir seine Bedürfnisse in Bezug auf sein Leben als Milchbauer evaluiert haben!

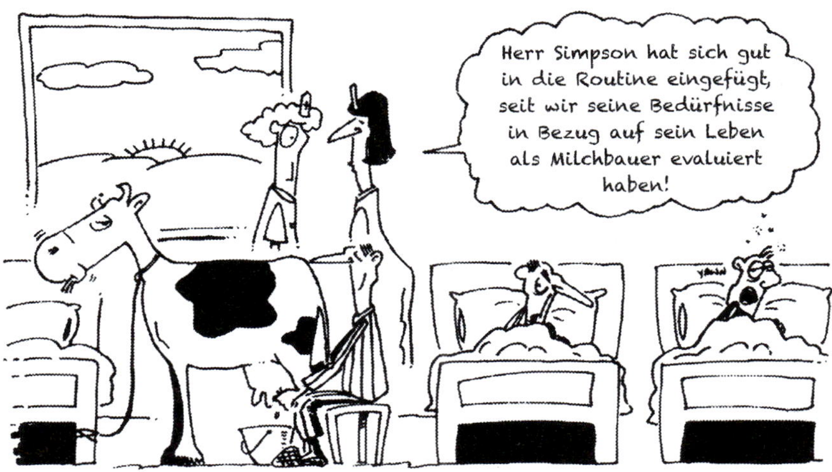

Zwischen der früheren oder prämorbiden Persönlichkeit und dem Verhalten bei Demenz kann ein Zusammenhang bestehen (Low et al., 2002). Informationen über die prämorbide Persönlichkeit können – soweit verfügbar – von Nutzen sein, um Probleme und Fragen, die bei Demenz auftauchen, zu verstehen und damit umzugehen. Die geringe Frustrationstoleranz, Paranoia, Zwänge, Abhängigkeit oder das geringe oder erhöhte Selbstwertgefühl der prämorbiden Person können bei Demenz in Form einer verringerten Fähigkeit zutage treten, mit den kognitiven Ausfällen und deren sozialen Folgen zurechtzukommen (Meins et al., 1998).

Wenden Sie geeignete Praktiken zur Stressminimierung an

Für die Person mit Demenz zu sorgen erfordert, dass die Betreuungsperson als Ausgleich ihrer Verluste dient.

- Gedächtnisausfälle bei Menschen mit Demenz bedeuten, dass sich Betreuungspersonen nicht nur um deren Lebenserfordernisse kümmern, sondern überdies auf die verbliebenen Erinnerungen zurückgreifen müssen, um geistige Anregung, ein Gefühl von Befriedigung und Freude zu vermitteln.
- Eine verlorene Vorstellung von Zeit und Ort (Orientierung) und der Verlust der Fähigkeit, optische Signale in Bezug auf den Raum

zu verarbeiten und zu interpretieren (Ausfall der räumlichen Orientierung) bedeuten, dass sich die Person mit Demenz verirrt und der Reorientierung und Beruhigung bedarf.

- Wortfindungsstörungen und Schwierigkeiten beim Wortverständnis (Aphasie) sowie ein gestörtes Arbeitsgedächtnis bedeuten, dass Betreuungspersonen bei der Kommunikation mit Menschen mit Demenz besondere Kommunikationsfähigkeiten nutzen müssen.
- Das Unvermögen, eine Aktivität von sich aus zu beginnen, bedeutet, dass die Person mit Demenz einen Anstoß erhalten muss, um Aktivitäten des täglichen Lebens durchzuführen, und zu den Orten gebracht werden muss, zu denen sie hin muss.
- Der Ausfall neuer Denkprozesse lässt der Person nur noch repetitive und stereotype Gedanken, daher muss die Betreuungsperson Informationen sorgsam äußern.
- Der Verlust der Fähigkeit zu Exekutivfunktionen, das Unvermögen, Probleme zu lösen oder zwei Funktionen gleichzeitig wahrzunehmen bedeutet, dass Aufgaben für die Person mit Demenz nacheinander gestellt werden müssen.
- Der Verlust der Fähigkeit, Informationen zu filtern oder sich auf zwei Dinge gleichzeitig zu konzentrieren (Aufmerksamkeit) bedeutet, dass Pflegepraktiken Ablenkungen vermeiden und eine von multiplen Stimuli freie Umgebung schaffen müssen.
- Das Gehirn einer Person mit Demenz verarbeitet einige Botschaften in Bezug auf physiologische Funktionen, wie etwa Hunger, Temperatur und Kontinenz, unter Umständen nicht. Das heißt, andere müssen gegebenenfalls die Bedürfnisse der Person in diesen Bereichen vorhersehen.
- Das geringe Urteilsvermögen in Zusammenhang mit Demenz bedeutet, dass es wichtig ist, eine sichere Umgebung zu wahren.
- Schwierigkeiten beim Erkennen von Gegenständen (Agnosie) und beim Umgang mit Gegenständen (Apraxie) bedeuten, dass die Person mit Demenz unter Umständen bei vielen Tätigkeiten, wie etwa dem Ankleiden, Assistenz benötigt.

- Veränderungen des Muskeltonus und schließlich der Verlust motorischer Fähigkeiten erfordern, dass Betreuungspersonen diese Ausfälle kompensieren und für Therapie sorgen, um sie hinauszuzögern.
- Die erhöhte, mit Demenz einhergehende Erschöpfung bedeutet, dass Betreuungspersonen eventuell häufige Ruhepausen eintakten müssen.
- Eine nach und nach erniedrigte Stressschwelle bedeutet, dass Pflege und Versorgung Stressoren vorhersehen und managen müssen.
- Veränderungen der Stimmungslage und des Verhaltens, die mit Demenz einhergehen, muss durch einfühlsame therapeutische Interventionen begegnet werden.
- Es muss für körperliche und geistige Anregung gesorgt werden, um die Funktionsfähigkeit zu optimieren und für ein Gefühl von Befriedigung und Freude zu sorgen.

SATURDAY
Night Club
UTOPIA
PFLEGEHEIM
Wir haben Antidepressiva und Schlafmittel reduziert, brauchen weniger Nachtwachen und die Bewohner sind am Tag weniger aktiv!

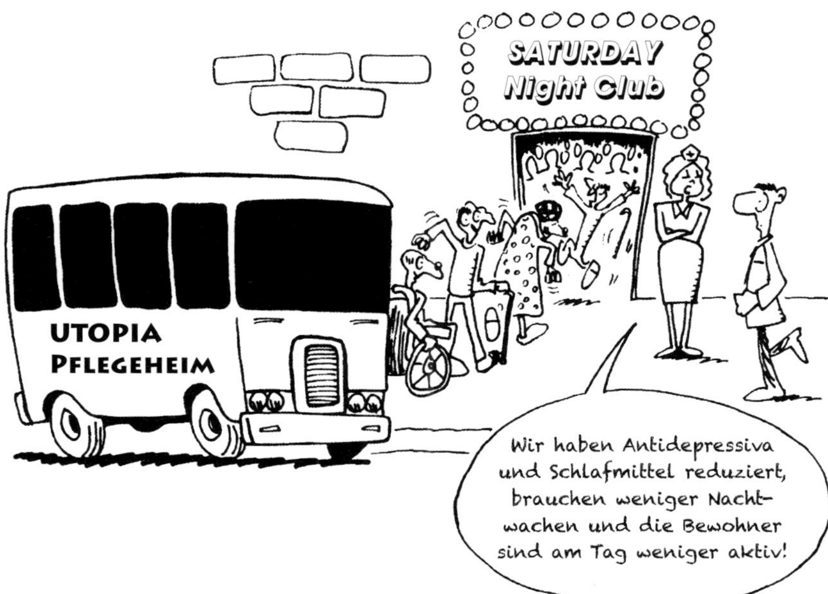

Vorgehen und Haltung

Für Menschen mit Demenz zu sorgen erfordert, dass die Betreuungsperson «in die Welt der Person eintritt» (Anderson et al., 1998). Das bedeutet, sich auf die Person als einzigartig und gleichgestellt und mit einem reichen Spektrum an Gefühlen und Empfindungen (Chapman/Kerr, 1996) zu konzentrieren und das *Fortbestehen des Selbst* bis in fortgeschrittene Stadien der Demenz wahrzunehmen (Touhy, 2004), statt sich auf die Demenz zu konzentrieren. Für die Person mit Demenz zu sorgen, beinhaltet, die Person von Erwachsenem zu Erwachsenem, ihre Familie und ihre persönlichen Werte zu kennen und zu respektieren und mit der Person und anderen Betreuungspersonen als Team zusammenzuarbeiten. Betreuungspersonen müssen sich auch darüber im Klaren sein, dass störende Verhaltensweisen als Ausdruck von Grundbedürfnissen auftreten (Algase et al., 1996). Es wurde darauf hingewiesen, dass ein *person-zentrierter Ansatz* in der Pflege und Versorgung der Person mit Demenz deren Auswirkungen hinauszögert und die Funktionsfähigkeit und Lebensqualität erhält (Kitwood, 1997). Betreuungspersonen, die bestrebt sind, die Bedeutung hinter dem Verhalten der Person zu erkennen und die nötigen Betreuungsfähigkeiten und deren Implementierung beherrschen, werden beim Eindämmen von belastendem Verhalten mehr Erfolg haben als Betreuungspersonen, die nur aus einer Aufsichtsrolle heraus handeln (Skovdahl et al., 2003). Betreuungspersonen sollten sich daher eher so sehen, dass sie für eine Person sorgen, statt auf eine Krankheit zu reagieren, mit dem Ziel, ...

- ... das Gedächtnis anzuregen, das Selbstwertgefühl wiederherzustellen.
- ... kognitive Ausfälle zu beseitigen oder sich ihnen anzupassen.
- ... durch Freizeitaktivitäten für Anregung und Bereicherung zu sorgen, um die verfügbaren kognitiven Ressourcen der Person zu mobilisieren.
- ... stressbedingte Reaktionen zu verhindern und zu entschärfen (American Psychiatric Society, 1997).

Diese Ziele lassen sich erreichen, wenn man folgende Anregungen übernimmt:

- Nehmen Sie die Person mit Demenz ernst, identifizieren Sie ihre Bedürfnisse und kümmern Sie sich mit Bedacht darum. Dadurch entsteht Vertrauen, es fördert eine erhöhte Funktionsfähigkeit (Mintzer/Brawman-Mintzer, 1996) und reduziert Gefühle der Isolation und Entwertung, die bei einer Person mit Demenz bestehen können, auf ein Minimum.
- Vermeiden Sie es, in Hörweite der Person mit Demenz über sie zu sprechen, ganz gleich, weit ihre Demenz fortgeschritten zu sein scheint. Beziehen Sie sie in jedes Gespräch über ihre Bedürfnisse ein, selbst wenn sie nicht dazu beitragen kann.
- Wertschätzen Sie die persönlichen Ansichten der Person mit Demenz, d. h. die Art, in der sie ein Bedürfnis zu befriedigen versucht, indem Sie reagieren, statt zu korrigieren, um den Selbstwert wiederherstellen zu helfen. Andere müssen akzeptieren, dass Verhalten für eine Person mit Demenz eine andere Bedeutung haben kann, als andere Menschen ihm beimessen mögen. Menschen mit Demenz führen unter Umständen Gespräche oder machen Bemerkungen auf der Grundlage gut verankerter Erinnerungen an Ausdrücke, die ein Leben lang verwandt wurden (Gwynther, 1985). Zwar mögen Bemerkungen in der gegenwärtigen Situation unangebracht sein, aber diese soziale Fassade hilft ihnen, ihre Würde zu wahren.
- Bestärken Sie ein Gefühl von Kompetenz, ohne den Bewohner zu bevormunden oder Misserfolge besonders herauszustellen. Suchen Sie nach verbliebenen Fähigkeiten und konzentrieren Sie sich darauf, um das Selbstwertgefühl zu erhöhen und Frustration abzubauen.
- Verwenden Sie individuell zugeschnittene und für die Gefühle der Person sensible Kommunikations-, Pflege- und Versorgungstechniken. Dies wird ein ganz wichtiger Faktor beim Abbau stressbedingten Verhaltens sein.
- Ermutigen Sie, wo angemessen, zum Gespräch über Verlust- und Einsamkeitsgefühle (Solomon, 1993), seien Sie wertschätzend und sorgen Sie für Ermutigung.

- Betrachten Sie agitierte Verhaltensweisen als Reaktion auf das Unvermögen der Person, Stress zu verstehen oder damit umzugehen. Sehen Sie sie als eine Art der Selbstäußerung, die dazu dienen kann, die Reaktion von Betreuungspersonen zu lenken.

Umgebung

Zwar mag das strukturelle Design keiner Pflegeeinrichtung ideal für den Umgang mit den Bedürfnissen und der Lebensqualität von Menschen mit Demenz sein (Zeisel et al., 2003), in vielen Fällen können jedoch einfache Initiativen des Restrukturierens oder Umdekorierens des Pflege- und Versorgungsumfeldes die Situation umkehren helfen. Es hat sich gezeigt, dass Menschen mit Demenz mehr Zeit in Bereichen verbringen, die durch einheimische oder Ethnomusik, Tapeten mit Natur- oder Familienszenen und Wald- oder Zitrusduft verbessert wurden, und demnach auch weniger ruhelos umhergehen und weniger agitiertes Verhalten zeigen (Burgio/Fisher, 2000). Vermeiden Sie exzessive und überlastende Stimulation durch:

- Umgebungslärm, Telefone, Maschinen, Abluftventilatoren
- angeregte und ausgrenzende Gespräche, die irritierend und abwertend sein können
- Fernsehen, Bilder von Menschen oder Spiegel, wenn sie fehlinterpretiert werden, wobei manche jedoch Familienfotos oder Spiegel beruhigend finden können.

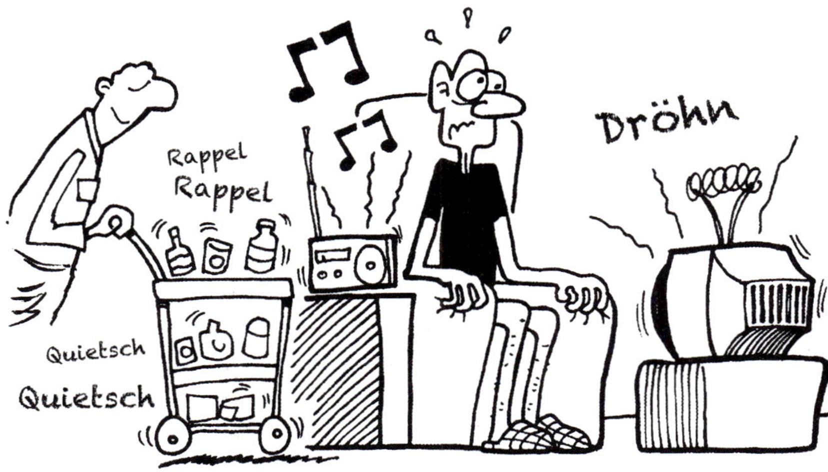

- große Gruppen oder exzessive Aktivität
- hohe oder niedrige Temperaturen (Tariot, 1996)
- Modestile, die sich nicht mit vertrauten Moden im Gedächtnis der Person decken (z. B. Hosen und kurzes Haar bei Frauen), sie können manche Menschen mit Demenz verwirren
- unvertraute Umgebungen, die für Menschen mit Demenz belastend sein können
- gut gemeinte Feiern und Familienausflüge, die belastend sein können, wenn sie nicht sorgfältig gemanagt werden, um Überstimulation zu vermeiden
- Lautsprecheranlagen, die als körperlose Stimme fehlinterpretiert werden können, wobei jedoch ein ehemaliger Bahnhofsvorsteher die Lautsprecheranlage unter Umständen genießt.

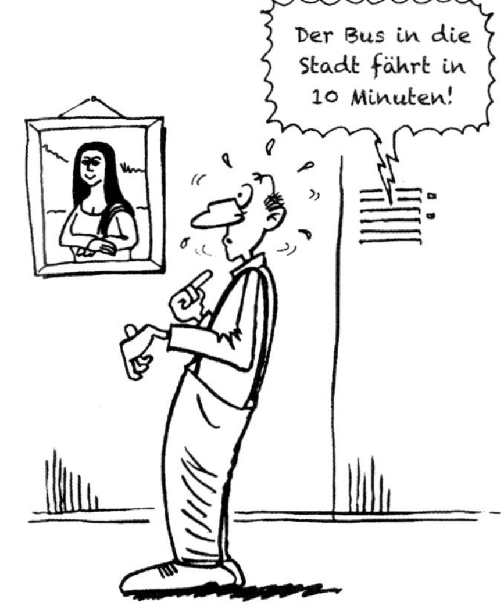

Verteilen Sie vertraute Gegenstände, beruhigende Anblicke und Anregungen zu sozial stimulierender Interaktion in der Umgebung, wie zum Beispiel:

- Gegenstände aus der Vergangenheit, alte Möbel, Strickkörbe und Bilder, die von früheren Interessen sprechen
- Arrangements von Möbeln, die der sozialen Interaktion förderlich sind. Menschen mit Demenz identifizieren sich unter Umständen mit einem Gemeinschaftsbereich, der wie eine Landhausküche oder ein altmodisches Wohnzimmer dekoriert ist.
- Snacks zur Unterstützung sozial interagierender Gruppen
- kontrastreiche, einfache Gedächtnishilfen, Uhren, Kalender, optische Bezeichnungen und Zeichen, um die Person zu orientieren

oder zu leiten. Diese müssen sich unter Umständen auf Rollstuhlhöhe befinden.

- Gegenstände zur Reminiszenz, wie etwa ein Schreibtisch mit Papieren, um bei einem früheren Geschäftsmann ein Gefühl von Identität zu fördern
- dem Bereich angemessene entspannende Musik oder Geräusche aus der Natur
- leichter Zugang zu den nötigen Einrichtungen, wie Toiletten, mit farbigen Bildhinweisen
- wo möglich, Vorrichtungen und Gerätschaften aus der Vergangenheit, mit denen ältere Menschen vertrauter sind. Einige speziell ausgerichtete Stationen haben es sogar geschafft, altmodische Armaturen, wie etwa Lichtschalter, wie sie vor vielen Jahren in Gebrauch waren, zu installieren.
- strukturierte Materialien oder Gegenstände mit Perlen und aus weichem Material, im Gegensatz zu Vinyl oder Plastik. Ältere Erwachsene scheinen sich zu ihnen hingezogen zu fühlen (Hoffman, 1998a).

Kommunikation

Eine verminderte Fähigkeit, Informationen zu empfangen und abzugeben (Sprachfähigkeiten) beeinträchtigt bei Menschen mit Demenz den individuellen Funktionsgrad, stört eine effektive Kommunikation, kann sozialen Rückzug bewirken und führt unabhängig davon zur Entwicklung eines stressbedingten Verhaltens. Die Bedürfnisse an Kommunikationsfähigkeiten einer Person sollten frühzeitig im Verlauf der Demenz angesprochen werden, um ihr zu helfen, soziale Interaktionen, Funktionsfähigkeit und Lebensqualität aufrechtzuerhalten (Potkins et al., 2003). Individuen mit beeinträchtigtem Gedächtnis sind nichtsdestotrotz imstande, eine bedeutungsvolle Kommunikation zu übermitteln, die anderen zur Interpretation zur Verfügung steht. Eine Pflege und Versorgung, die auf Techniken des therapeutischen Zuhörens und der interpretierenden Kommunikation beruhen, können die Frustration verringern, die bei Menschen mit Demenz durch unbefriedigte emotionale und körperliche Bedürfnisse geschaffen wird (Acton et al., 1999). Betreuungspersonen können ihre Kommunikationsfähigkeiten helfen, um sie zum Ausgleich dessen zu nutzen, was die Person verloren hat, ohne deshalb mehr Zeit auf die Pflege zu verwenden (Burgio et al., 2001).

Es ist wichtig, sich Kommunikationsfähigkeiten anzueignen.

- Suchen Sie sich eine ablenkungsfreie Umgebung. Betrachten Sie das Ausmaß sensorischer Stimulation. Selbst Musik während eines Gesprächs oder zu viele Personen in unmittelbarer Nähe können Bemühungen um Kommunikation durcheinanderbringen.
- Ein Handschlag kann dem Bewohner helfen, sich zu fokussieren. Er wirkt auch als ein nicht bedrohlicher Stimulus und bekräftigt die Aufmerksamkeit der Betreuungsperson.
- Sofern Sie nicht besonders aufgefordert werden, einen Vornamen zu verwenden, nehmen Sie Höflichkeitstitel, wenn Sie ältere Menschen ansprechen. Bisweilen versteht eine Person mit Demenz einen Kosenamen, wie er etwa vom Ehepartner, von Kindern oder Enkeln verwandt wird, gut.
- Finden Sie für jede Person im Einzelnen das angemessene Maß an Berührung heraus. Die Reaktion auf das Ausstrecken der Hand oder eine sanfte Berührung sagt uns eine Menge über die Person und ihre Bedürfnisse. Manche Betreuungspersonen nehmen gern in den Arm. Auch wenn die meisten Menschen mit Demenz von dieser Zuneigungsäußerung profitieren werden, sollte diese Art körperlichen Kontakts nur von Betreuungspersonen geleistet werden, die sich dabei auch wohl fühlen. Sanftes Streicheln oder Massieren der Hand der Person kann eine besonders wertvolle Begleitung der Kommunikation sein. Im heutigen legalistischen Umfeld könnte es für Pflegeeinrichtungen ratsam sein, Verfahrensrichtlinien für Körperkontakt durch Betreuungspersonen und für deren Reaktion auf ein Bedürfnis der Person mit Demenz nach Körperkontakt festzulegen.
- Stellen Sie sich vor, nähern Sie sich von vorn, halten Sie Ihr Gesicht direkt dem Blick zugewandt, verschaffen Sie sich Aufmerksamkeit, erklären Sie der Person, was Sie gerade tun und zu tun planen und bitten Sie um Einverständnis.

- Bedienen Sie sich einer ruhigen, fürsorglichen Stimme, zeigen Sie Aufmerksamkeit und setzen Sie Berührung ein, wo angemessen. Man sollte davon ausgehen, dass die Fähigkeit, Emotionen (Furcht, Freude, Aufgeregtheit, Stolz, Angst, Trauer, Scham, Sympathie) zu spüren und zu empfinden, bei Menschen mit Demenz intakt bleibt.
- Sprechen Sie langsam und verwenden Sie eine einfache Sprache. Schwierigkeiten mit dem Arbeitsgedächtnis – dem Gedächtnis, das Informationen zur Bearbeitung aktueller Aktivitäten enthält – können das Wortverständnis stören. Die Person mit komplexen Sätzen zu konfrontieren steigert die Anforderungen an das Gedächtnis und gefährdet das Satzverständnis, weil der Satz, je komplexer er ist, desto länger im Arbeitsgedächtnis gehalten werden muss, um entschlüsselt zu werden.
- Verwenden Sie direkte Aussagen, einstufige Aufforderungen, schränken Sie Wahlmöglichkeiten ein und seien Sie darauf vorbereitet, Aufforderungen und Bitten zu wiederholen. Räumen Sie nach einer verbalen Aufforderung auch Zeit ein, damit die Information durchsickert (Lichtenberg/MacNeill, 1998).
- Setzen Sie Körpersprache, den Gesichtsausdruck, bildliche Demonstration ein und mimen Sie, um zu betonen, was Sie sagen (Taylor et al., 1995). Halten Sie beispielsweise ein Kleidungsstück hoch oder mimen Sie Zähneputzen. Menschen mit Demenz können sehr stark auf Körpersprache und den Ton, in dem Kommunikation stattfindet, angewiesen sein. Eine Schwächung der Fähigkeiten des räumlichen Sehens kann jedoch dazu führen, dass Patienten Gesichtsausdrücke fehlinterpretieren (Lichtenberg/MacNeill, 1998).

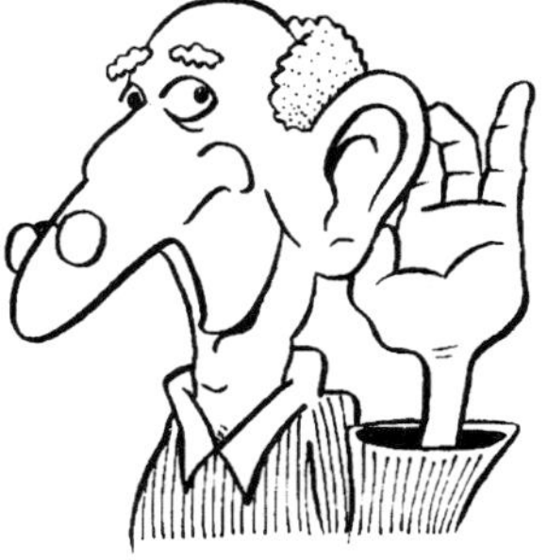

- Vermeiden Sie herablassende Bemerkungen und eine entsprechende Tonlage. Es hat sich gezeigt, dass ältere Menschen die Pflegeperson, die sich eines herablassenden Sprachstils bedient, abwerten (Ryan et al., 2000). Der Gebrauch von Begriffen wie «meine Liebe» oder «mein Guter» sowie Sätze, die normalerweise einem Kind vorbehalten sind, können herablassend sein. Sie können indessen angemessen sein, wenn sie auf einer echten Beziehung beruhen.

- Erläutern Sie einem Patienten im Rollstuhl, was Sie vorhaben, bevor Sie mit ihm loslaufen.
- Denken Sie daran, dass etwas, das die Person mit Demenz nicht sehen kann, auch nicht vorhanden ist, soweit es sie betrifft.
- Nennen Sie die Zeit zu den Mahlzeiten, wenn die Fähigkeit, die Uhrzeit zu nennen, erloschen ist.
- Vermeiden Sie unnötiges Befragen. Fragen Sie Menschen, die nicht wissen, wo sie sind, nicht, wohin sie gehen.

Wohin gehen Sie, Frau McGill?
Keine Ahnung! Ich weiß nicht, wo ich bin!

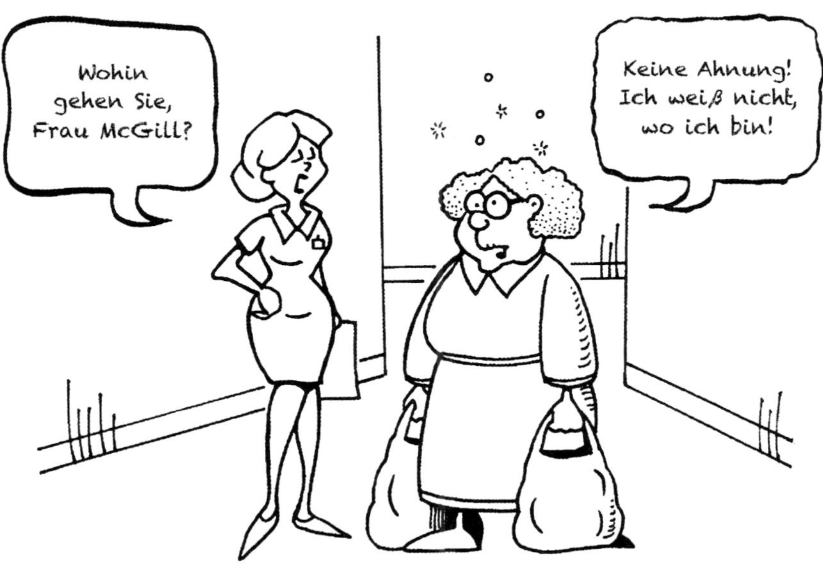

- Beziehen Sie Menschen mit Demenz in Erörterungen ein, die in ihrer Gegenwart stattfinden, um Vertrauen aufzubauen und sie in Entscheidungen hinsichtlich ihrer Pflege und Versorgung einzubinden. Dies ist besonders wichtig, um bei misstrauischen Menschen Vertrauen aufzubauen. Solche Menschen misstrauen unter Umständen auch einer warmherzigen, freundlichen Haltung, reagieren jedoch auf einen festen, aber freundlichen Ansatz (Szwabo/Boesch, 1993).

- Verwenden Sie geeignete Ausdrucksweisen: Vermeiden Sie «Nicht...» oder «Nein» zugunsten positiver Anregungen und Anleitungen. Sagen Sie statt: «Urinieren Sie nicht in den Blumenkübel, Herr P.» lieber: «Herr P., würden sie lieber in der Toilette Wasser lassen? Kommen Sie, ich zeige sie Ihnen.»
- Vermeiden Sie offene Fragen wie: «Was möchten Sie gern?» zugunsten von: «Möchten Sie lieber A oder B?» Verwenden Sie einfach und direkt strukturierte Fragen wie: «Trinken Sie Orangen- oder Zitronensaft?» statt: «Möchten Sie lieber Orangen- oder Zitronensaft trinken?» Meiden Sie Wahlmöglichkeiten, die nicht zur Verfügung stehen: «Möchten Sie jetzt Ihre Medikamente nehmen?»
- Verwenden Sie Kommunikationshilfen wie Schreibbretter für Menschen, die zwar Sprachschwierigkeiten haben, aber lesen können. Auch individuell zugeschnittene Bücher mit verschiedenen Aufforderungen und Antworten können nützlich sein.
- Validation® als Therapie ist eine strukturierte Methode der Kommunikation, die bei einigen bei Demenz auftretenden Kommunikationsproblemen Abhilfe schaffen kann (Feil, 1998).
- Wenn eine Person mit Demenz eine Bitte oder Aufforderung nicht aufnimmt, ist es unter Umständen besser, ihr zu erklären, dass Sie später zurückkommen um zu schauen, ob sie bereit ist, zu einem späteren Zeitpunkt zu antworten.

Frau M., die ihre Zähne verloren hat, sagt: «Die alte Schachtel da in der Ecke stiehlt mir immer mein Gebiss.»
Validation® beinhaltet: Sich zentrieren oder als erstes Selbstkontrolle erlangen, indem man zustimmt («Oh ja, Frau M., Sie brauchen dieses Gebiss wirklich sehr dringend, nicht wahr?»), neu formulieren («Stiehlt sie Ihnen immer Ihr Gebiss?»), sich das Gegenteil vorstellen («Gibt es auch Momente, an denen sie Ihnen nicht das Gebiss stiehlt?») und Reminiszenz («Hatten Sie früher oft Probleme mit Ihrem Gebiss?»).

Eine 85-jährige Frau verbrachte die meiste Zeit im Bett. Gegen jeden, der in ihre Reichweite kam, benutzte sie einen Stock. Das Personal beseitigte den

Stock, was zu Wutausbrüchen führte. Man dachte über eine Medikation nach. Eines Tages wurde auf einer Mitarbeiterbesprechung darauf hingewiesen, das Personal müsste das Bett dieser Dame und dessen Umgebung als den einzigen Ort auf der Welt respektieren, der als ihr Territorium gelten könnte und den sie daher mit solcher Vehemenz verteidigte. Nachdem die Mitarbeiter um Erlaubnis baten, ihr bei ihren täglichen Aktivitäten zu helfen, kam der Stock nicht mehr zum Einsatz. Wenn sie gelegentlich agitiert war, erklärten sie ihr, sie würden ein wenig später zurückkommen, um zu schauen, ob sie bereit wäre.

Pflegepraktiken

Praktizieren Sie Pflege und Versorgung aus einer Unabhängigkeit verstärkenden, statt aus einer Abhängigkeit fördernden Perspektive (Rogers et al., 1999).

- Suchen Sie nach früheren Fähigkeiten, ermutigen Sie zu deren Beibehaltung und befähigen Sie unter den Bewohnern zu möglichst viel Unabhängigkeit, Erfolg und Selbstpflege, während Sie gleichzeitig Versagensgefühle vermeiden. Legen Sie beispielsweise Kleidung in der richtigen Reihenfolge aus, wenn es der Person hilft, sich vollständig anzukleiden. Klettverschlüsse können eine stärkere Beteiligung beim Ankleiden ermöglichen.
- Außen an einer Schublade angebrachte Bilder von deren Inhalt und Bilder von Abläufen beim Ankleiden können beim eigenständigen Ankleiden unterstützen. Manche Menschen mit Demenz ziehen unter Umständen den beruhigenden Kontakt mit Personal der Unabhängigkeit vor. In diesem Fall müssen Betreuungspersonen zum Bewahren der Unabhängigkeit ermutigen und zugleich für emotionale Stärkung sorgen.
- Innovatives Bekleidungsdesign, wie etwa das im Rücken offene Nachthemd, erleichtert Pflege und Versorgung.
- Vereinfachen Sie Aufgaben. Unterteilen Sie die Prozeduren des Ankleidens, der Körperpflege, der Mundpflege und der Pflege des äußeren Erscheinungsbildes in eine Reihe kleiner, umschriebener Aufgaben, um Defizite im Arbeitsgedächtnis auszugleichen.

- Menschen mit Demenz können imstande sein, etwas Neues zu erlernen (Bird, 1998; Clare et al., 2000). Daher kann man in den Frühstadien der Demenz bei den alltäglichen Gedächtnisproblemen intervenieren und versuchen, einige Funktionen neu zu trainieren.
- Manche Menschen mit Demenz, die Selbstpflege nicht von sich aus einleiten können, sind unter Umständen imstande, Selbstpflege zu imitieren, die vorgeführt wird, oder eine eingeleitete Selbstpflege zu vollenden. Bilderbücher können dazu dienen, Aktivitäten wie Körperpflege anzustoßen.
- Ermutigen Sie zu Mobilität und üben Sie sie. Zunehmende Muskelstarre ist charakteristisch für Demenz und Menschen mit Demenz verlieren die Gehfähigkeit, wenn sie immobilisiert bleiben (Dawson et al., 1986).

Eignen Sie sich Pflegepraktiken an, die den Stress der Person auf ein Mindestmaß reduzieren. Setzen Sie sich Einheitlichkeit der Pflege und Versorgung mit einer absehbaren Routine täglicher Aktivitäten zum Ziel, um die Anforderungen an kognitives Planen auf ein Minimum zu reduzieren.

- Verdeutlichen Sie sich, was für jedes Individuum normales Verhalten ist. Geben Sie persönlichen Eigenheiten nach.

PENG!
Personen im Wohnheim passen sich mit weniger Stress an, …
… wenn man ihnen ihre Hobbys und Lebensweisen lässt.

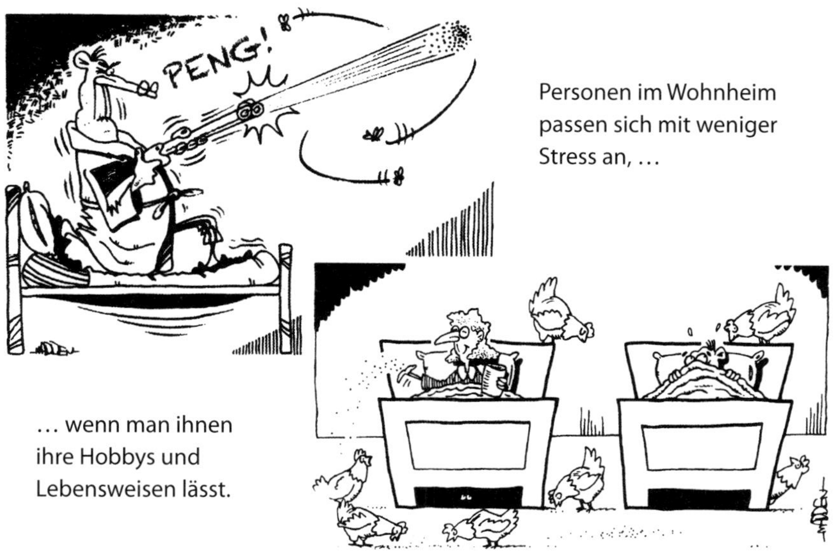

- Übernehmen Sie Praktiken und Routinen der täglichen Pflege, um früher zuhause praktizierte Gewohnheiten zu simulieren und würdigen Sie individuelle Unterschiede in den bevorzugten Pflege- und Versorgungsmustern (Burgener et al., 1993).
- Geben Sie Auswahlmöglichkeiten hinsichtlich der Nahrung, Kleidung und Betätigung, wenn möglich.
- Beim Fördern der Unabhängigkeit sollten Sie Anforderungen vermeiden, die das kognitive Leistungsvermögen übersteigen. Dazu sollten übermäßiges Ermutigen zu Aufgaben, das Beantworten von Fragen und das Erinnern von Dingen gehören. Das Versagen bei einer Aufgabe kann zu einer erheblichen emotionalen Reaktion führen (Lehninger et al., 1998). Manche Aufgaben sollten gemieden werden. Beruhigen Sie Bewohner, die frustriert werden, wenn sie eine Aufgabe nicht schaffen.
- Reduzieren Sie die Anzahl Betreuungspersonen, die für eine Person sorgen, auf ein Minimum. Stellen Sie sicher, dass mindestens eine Betreuungsperson über die Familie, Freunde und die Lebensgeschichte der Person Bescheid weiß. Verwirrte Bewohner sind unter Umständen außerstande, mit zu vielen oder nicht vertrauten Betreuungspersonen zurechtzukommen.
- Wenn die Person, der Sie zu helfen versuchen, nicht kooperativ ist, gehen Sie fort und versuchen Sie es später erneut.

Leisten Sie Pflege und Versorgung mit entsprechendem Respekt vor körperlicher Behinderung:

- Überprüfen Sie, ob Schmerzen oder Schmerzempfindlichkeit bestehen, und eignen Sie sich Pflegetechniken an, bei denen Unannehmlichkeiten vermieden werden.
- Achten Sie auf medizinische Zustände beziehungsweise Erkrankungen, die unter Umständen individuell gestaltete Pflegepraktiken erfordern.
- Antizipieren Sie physiologische Bedürfnisse der Person, wie Hunger, Wärme- oder Kältegefühl und Inkontinenz, und treffen Sie entsprechende Maßnahmen.

- Achten Sie auf jede Funktionsveränderung bei Aktivitäten des täglichen Lebens und melden Sie sie. Dabei könnte es sich um Arzneimittelnebenwirkungen oder im Entstehen begriffene medizinische Zustände beziehungsweise Erkrankungen handeln, die nur von jemandem erkannt werden können, der mit der alltäglichen Pflege und Versorgung befasst ist.
- Berücksichtigen Sie eine halbseitige Aufmerksamkeit bei Patienten nach einem Schlaganfall. Diese Menschen sehen unter Umständen nicht, was die betroffene Seite des Gehirns normalerweise verarbeitet. Sie essen unter Umständen nur die Hälfte einer Mahlzeit und verarbeiten optische Eindrücke nur von einer Wand des Flurs.

Aktivitäten und Techniken

Bieten Sie täglich Aktivitäten und Beziehungen an, die für die Person mit Demenz bedeutungsvoll und befriedigend sind. Experimentieren Sie mit Aktivitäten einschließlich von Tätigkeitsprofilen, die dem Betreffenden ein Leben lang Spaß gemacht haben, und mit Interessen wie Kunsthandwerk und Tanz. Nützlich können auch Aktivitäten sein, die berufliche oder häusliche Tätigkeiten imitieren. Bei vielen Bewohnern von Altenpflegeeinrichtungen wird man große Mehrzweckräume, in denen mehrere Aktivitäten gleichzeitig stattfinden und Ablenkungen wie das Fernsehen herrschen, meiden müssen.

Herr Frank wurde bei der Aufnahme ins Pflegeheim sehr agitiert. Der Behaglichkeit halber war er mit dem herkömmlichen Trainingsanzug und Sportschuhen bekleidet. Als man herausfand, dass er bis zu seinem Ruhestand leitender Mitarbeiter einer größeren Bank gewesen war, wurde er tagsüber mit Anzug und Krawatte gekleidet.

Körperliche Anregung bieten

Die Kombination erhöhter körperlicher Aktivität mit der Verbesserung des nächtlichen Umfelds im Pflegeheim kann den Schlaf verbessern und Agitiertheit bei den Bewohnern verringern (Alessi et al., 1999). Spaziergänge in der Gruppe, einfache Beach-Ball-Spiele und Tanzen sowie verschiedene formelle Übungsprogramme, einfache Dehnübungen, Tai-Qui sowie der Einsatz fest montierter Übungsgeräte können bei Menschen mit leichter bis mäßiger Dement Agitiertheit verringern und Schlafrhythmen verbessern helfen (Beck, 1998).

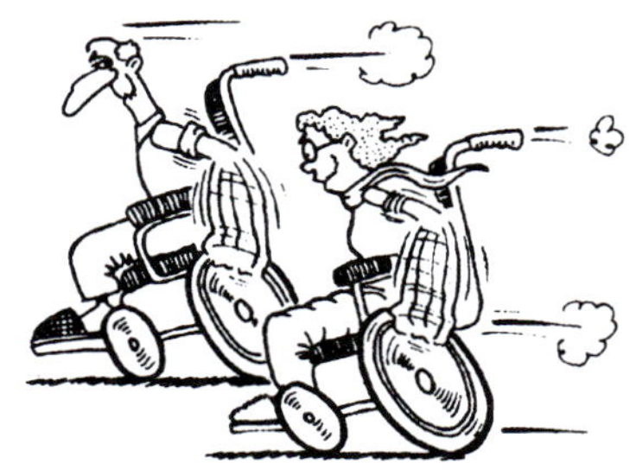

Geistige Anregung bieten

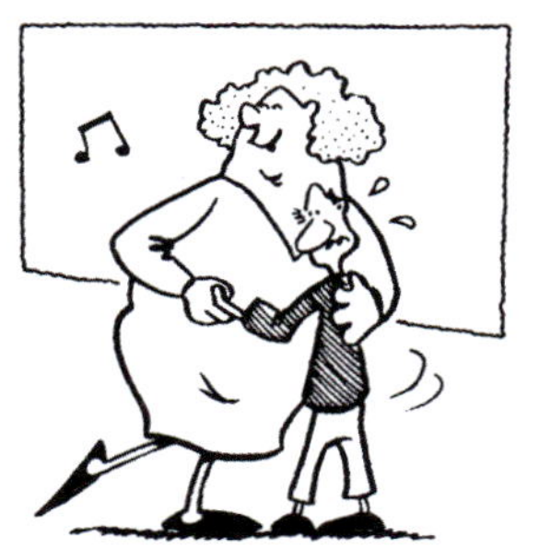

Erinnerungsarbeit, möglicherweise anhand von Informationen seitens der Familie, helfen Betreuungspersonen zu entdecken, an was sich die Person mit Demenz erinnert, im Gegensatz zu dem, was sie vergessen hat. Dies wird der Betreuungsperson auch helfen, die Vergangenheit des Bewohners zu verstehen und in der Gegenwart effektiver zu kommunizieren (Gibson, 1991). Erinnerungsarbeit gibt Befriedigung und das Gefühl, etwas erreicht zu haben, und richtet sich an das Unvermögen von Menschen mit Demenz, sich mit Gewissheit in der Gegenwart zu verorten. Sie kann sich auf den Einsatz von Büchern mit der Lebensgeschichte konzentrieren (Baker, 2001). Es hat sich gezeigt, dass Erinnerungsarbeit den Grad an Depression in den Eigenangaben von Menschen mit Demenz senkt. Eine Betreuungsperson kann Erinnerungsarbeit leisten, während sie bei Aktivitäten des täglichen Lebens assistiert. Wir müssen uns aber auch darüber im Klaren sein, dass es beunruhigende Folgen haben kann, an eine traurige Vergangenheit zu erinnern. Hinweise auf traurige frühere Erfahrungen können Betreuungspersonen in die Lage versetzen, gezielt und angemessen eine beruhigende Unterstützung einzusetzen. Aktivitäten in den Bereichen Kunst, Tanz beziehungsweise Bewegung, Literatur und Poesie können für Menschen mit Demenz von Vorteil sein (Mintzer et al., 1998).

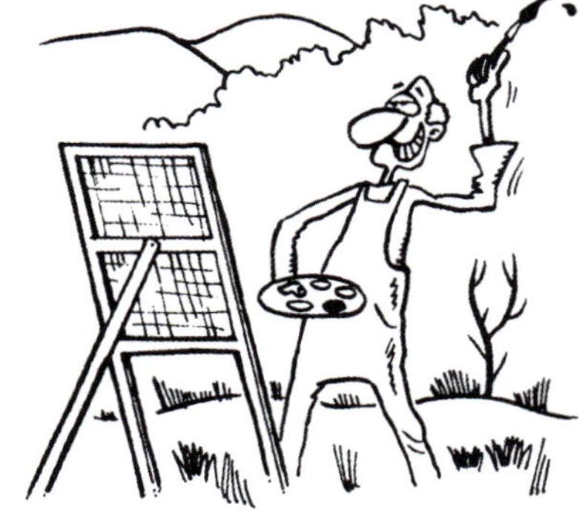

Die Kunsttherapie kann als kleines Fenster zur Innenwelt der Person mit Demenz dienen, wenn der Krankheitsprozess Sprache und andere angemessene Ausdrucksformen schwierig macht (Gerdner, 2000).

Es hat sich gezeigt, dass einfache geistige Aktivität wie Bingo bei Patienten mit Alzheimer-Krankheit eine vorteilhafte Wirkung auf das Kurzzeitgedächtnis, die Konzentration und die Wortfindung hat (Sobel, 2001).

Beschäftigungstherapie kann auf früheren Arbeitstätigkeiten aufsetzen. Das Bedürfnis, sich nützlich zu fühlen, ist eine enorme Kraft. Manche kleineren Aufgaben, wie etwa das Zusammenlegen von Wäsche, können befriedigend sein und übliche Arbeiten im Haushalt, wie etwa ein überwachtes Aushelfen in der Küche, dienen bei Menschen mit Demenz oft als Beschäftigungstherapie. Gegenstände zur Befriedigung beruflicher Erinnerungen, wie etwa Klemmbretter oder sichere Instrumente und Gerätschaften, sorgen für eine Verbindung zur Vergangenheit.

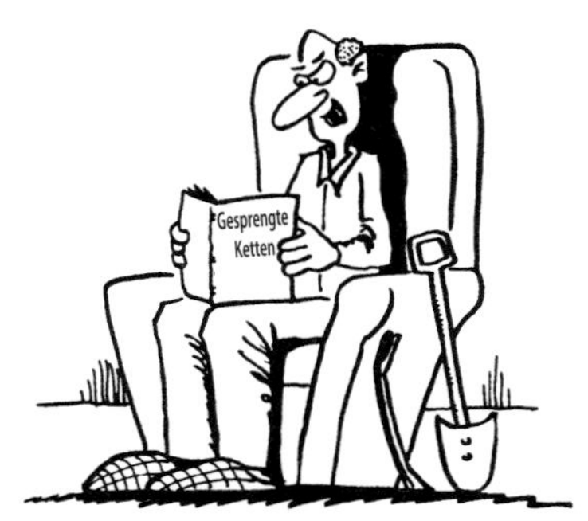

Ermutigen Sie zum Lesen, indem Sie für Material sorgen, das sich in Bezug auf das Sehvermögen, die Kognition und die Interessen des Betreffenden eignet. Es hat sich gezeigt, dass allgemeine Lesefähigkeiten etwas resistenter gegen Demenz sind, die Fähigkeit, Material mit nicht vertrauten Worten oder Begriffen zu verstehen, geht jedoch früher verloren als das Verständnis vertrauter Worte und Begrifflichkeiten (Passafiume et al., 2000).

Musiktherapie hat sich als wertvolles Instrument erwiesen, um für eine nicht belastende Umgebung zu sorgen, und kann die kognitive Funktionsfähigkeit anregen (Clark et al., 1998) und die Anpassung einer Person an das Leben in einer Einrichtung der Langzeitversorgung fördern (Kydd, 2001). Musikalität und Singen scheinen bei Menschen mit Demenz länger erhalten zu bleiben als Sprachfunktionen. Menschen, deren sprachliche Fähigkeiten verlorengegangen sind, sind unter Umständen immer noch in der Lage, Musik zu schätzen oder zu musizieren und wundervoll zu singen. Natürlich wird

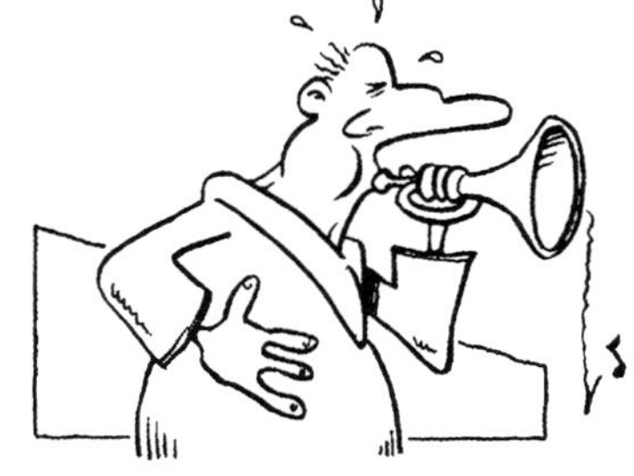

Musik aus vergangenen Tagen und von vertrauten Interpreten aus ihrer Jugend von einer älteren Person mit Demenz besser angenommen. Life-Musik kann effektiver sein, um das Ausmaß des Engagements und Wohlbefindens zu erhöhen (Sherratt et al., 2004).

- Es wurde behauptet, dass eine Montessori-basierte Aktivitätsplanung für Menschen mit Demenz von Vorteil ist (Orsulic-Jeras et al., 2000). Dabei handelt es sich um ein Programm, das ursprünglich zur Unterrichtung von Kindern entwickelt wurde. Es verwendet Aktivitäten oder Unterrichtseinheiten, die auf den Prinzipien der Beschäftigungstherapie beruhen. Es kann das Herunterbrechen von Aufgaben in Einzelschritte und das Programmieren von Aktivitäten vom Einfachen zum Komplexen und vom Konkreten zum Abstrakten beinhalten. Zu den Aktivitäten können unter anderem das Sortieren von Bildern nach Kategorien oder Memory-Spiele gehören.
- Trivialwissen, Lesen oder Diskussionsgruppen sind häufige Formen geistiger Anregung in Einrichtungen der Altenpflege. Die Gruppen müssen bei Personen mit kognitiven Ausfällen jedoch klein sein.
- Schachteln oder Kisten mit Gegenständen verschiedener sensorischer Qualität wie Stoffe, Schlüssel, Stofftierchen, Wäscheklammern, Büchern mit Einbänden aus verschiedenem Gewebe sowie allgemeinen Haushaltsgegenständen können für Anregung, Ablenkung oder Wohlbehagen sorgen (Mayers/Griffin, 1990). Menschen mit Demenz scheinen gerne Pastellfarben zu sehen und weiche Stoffe, die sich aus Stoffresten ausschneiden lassen, zu berühren (Hall et al., 1986). Vorsicht bei kleineren Gegenständen, die Menschen mit Demenz in den Mund gelangen können.
- Es wurde beobachtet, dass sensorisches Training Zugewinne an Orientiertheit, Gespanntheit, Konzentration, eigenständiger Nahrungsaufnahme, Mobilität, Kommunikation und der Fähigkeit zur Beteiligung an der eigenen Pflege und Versorgung bringt. Sensorisches Training beinhaltet formelle Sitzungen, bei denen die Bewohner verschiedenen sensorischen Stimuli ausgesetzt werden (Malone, 1996).

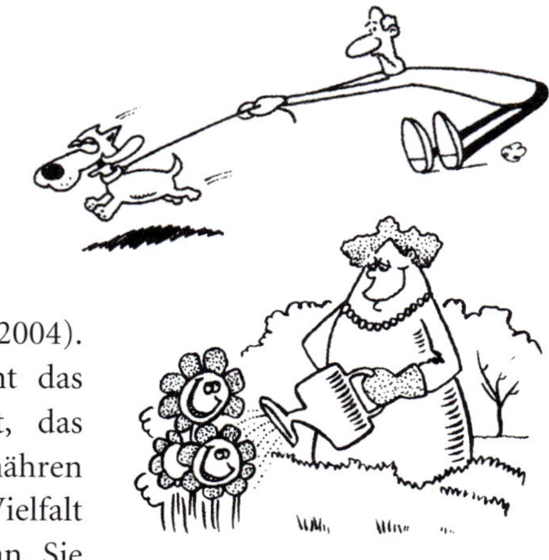

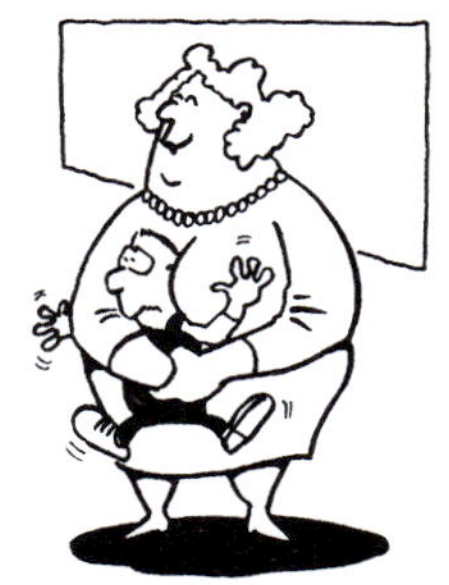

- Der Implementierung des Eden-Alternative-Modells wurden niedrigere Grade des Leidens im Sinne von Langeweile und Hilflosigkeit von Bewohnern einer Langzeitpflegeeinrichtung zugeschrieben (Bergman-Evans, 2004). Die Eden Alternative spricht das Bedürfnis nach Gesellschaft, das Bedürfnis, anderes Leben zu nähren und das Bedürfnis nach Vielfalt und Spontaneität im Leben an. Sie schlägt ein Programm mit Tieren, dem täglichen Einfließen von Kindern in das Leben von Pflegeheimbewohnern, reichlich Pflanzen und Gärten, die Umstellung des Managementstils der Einrichtung und die Beteiligung der Gemeinde vor. Gärten mit Hochbeeten unterstützen und ermutigen Menschen mit Demenz und Körperbehinderungen zu Gartenarbeit.
- Erinnerungsbücher enthalten Bilder und kurze Sätze, bei denen die verbliebenen Fähigkeiten der Menschen mit Demenz genutzt werden, um Struktur und Qualität der Kommunikation zu verbessern und Mehrdeutigkeit (Bourgeois, 1990) und damit Frustration zu verringern.
- Einiges spricht dafür, dass Realitätsorientierung sowohl für die Kognition als auch für das Verhalten von Menschen mit Demenz von Nutzen ist (Spetor et al., 2000), aber unter Umständen ein kontinuierliches Programm erfordert, um potenzielle Vorteile zu bewahren, und bei manchen Menschen die Frustration eventuell nur erhöht.

Für Ruhe und Entspannung sorgen

- Reduzieren Sie Erschöpfung, vor allem nach einer Aktivität, durch Ruhepausen und -zeiten auf ein Minimum. Regelmäßige körperliche Betätigung reduziert jedoch die Erschöpfung insgesamt, sie hilft, einen Tag-Nacht-Rhythmus sicherzustellen und sollte aufrechterhalten werden (Hall, 1994). Aktivitätszeiten sollten mit fortschreitender Erkrankung verkürzt werden. Stellen Sie Stühle als Umgebungsanreize zum Ausruhen hin.

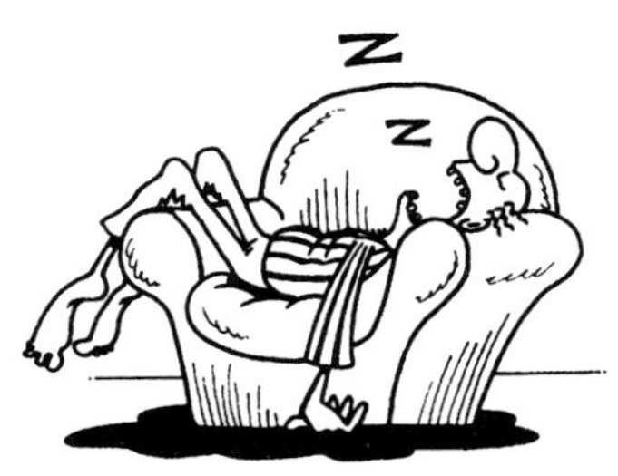

- Angenehme Gerüche können Stress abbauen. Studien zufolge hat Aromatherapie bei Agitiertheit eine wohltuende Wirkung und verbessert die Lebensqualität (Burns et al., 2002; Holmes et al., 2002). Es heißt, Geruchsimpulse würden schneller als andere Reize zum Emotionszentrum des Gehirns gelangen (Brawley, 1998).
- Sanfte Massagetechniken, selbst wenn sie sich auf Hände oder Schultern konzentrieren, können das Verlangen nach Berührung befriedigen, das bei vielen älteren Menschen bestehen kann (Connelly, 1999). Für manche Menschen kann es besonders entspannend sein, das Haar gebürstet zu bekommen.

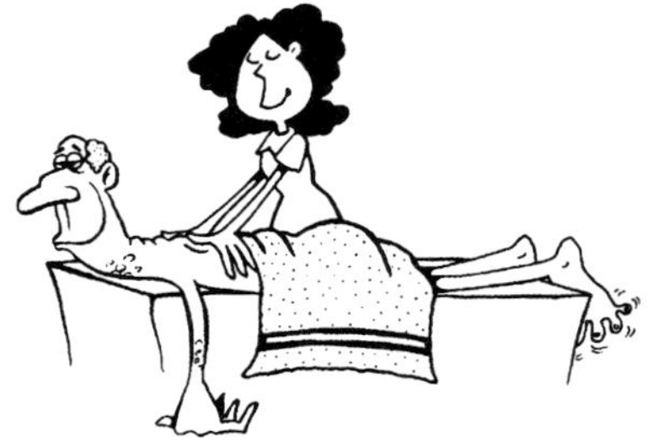

3 Umgang mit stressbedingten Reaktionen

Feindselige verbale und körperliche Reaktionen

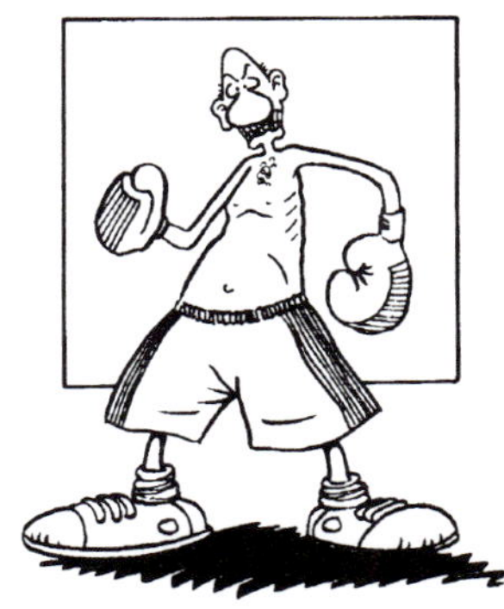

Menschen mit Demenz, deren Stressschwelle überschritten wurde, können mit Schlagen, Treten, Kratzen, Verbalinjurien, Fluchen, Beißen oder Spucken regieren.

Entschärfen einer akuten verbalen oder körperlichen Episode

- Lassen Sie die effektivsten Mitarbeiter die Führung übernehmen (Wick/Reid, 1997).
- Stellen Sie sich angemessen vor. Begeben Sie sich auf die Höhe der Person. Seien Sie ausgeglichen. Sprechen Sie mit sanfter Stimme. Halten Sie Blickkontakt. Bitten Sie um Erlaubnis und erklären Sie, was geschehen muss.
- Isolieren Sie die Person und lenken Sie ihre Aufmerksamkeit vom Ereignis ab.
- Lenken Sie die Person ab oder lenken Sie ihre Aufmerksamkeit in eine neue Richtung, indem Sie das fehlende Kurzzeitgedächtnis zu Ihren Gunsten nutzen.
- Forschen Sie nach den Ursachen von Ängsten. Validieren Sie Sorgen und Bedenken der Person.
- Setzen Sie sanfte Berührung ein, wo angemessen, zum Beispiel durch Handhalten.
- Räumen Sie Auswahlmöglichkeiten ein und beruhigen Sie.
- Reduzieren Sie Umgebungsreize auf ein Minimum.

- Geben Sie der Person etwas in die Hände, damit sie sie nicht gebraucht, um gegen essenzielle Pflege und Versorgung Widerstand zu leisten.
- Halten Sie gefährliche Gegenstände außer Reichweite.

Assessment verbaler oder körperlicher Reaktionen

Assessmentinstrumente sind von Nutzen, um ein gegebenes Verhalten umfassender und genauer zu verstehen. Sie könnten als Anleitung zu effektiven Pflege- und Versorgungsstrategien sowie als Richtgröße dienen, an der sich Fortschritt messen lässt (Cohen-Mansfield, 1999). Beim ABC-Ansatz geht es um die Fragen, die angesichts dieser Verhaltensweisen zu stellen sind:

- *Vorgeschichte («antecedents»)*: Fragen und suchen Sie nach Stressoren, die das Verhalten provoziert haben könnten.
- *Verhalten («behaviour»)*: Dokumentieren Sie alle Aspekte des Verhaltens. Was geschieht wo, wann und wie oft?
- *Folgen («consequences»)*: Notieren Sie die Folgen des Verhaltens für die betroffene Person und für Dritte.

Überprüfen Sie, ob die Erwartungen an das Verhalten realistisch sind, und überlegen Sie, ob das Verhalten jemanden schädigt oder das Wohlbefinden des Patienten beeinträchtigt. Vermeiden Sie es, den Vorfall fehlzuinterpretieren oder eine Überreaktion zu zeigen. Ein «Greifreflex», wie er in späten Stadien der Demenz vorkommt und bei dem die Person außerstande sein kann, ihn willkürlich zu lösen, kann als Versuch fehlinterpretiert werden, einer Betreuungsperson Widerstand zu leisten oder sie zu verletzen. Widerstand gegen die geeignete Positionierung von Gliedmaßen zum Ankleiden kann ein unwillkürlicher Widerstand gegen eine passive Bewegung – bisweilen auch als Gegenhalten bezeichnet – sein. Überlegen Sie, ob die Person ihre Wut gegen eine Betreuungsperson richtet oder lediglich versucht, einen unangenehmen Stimulus zu beseitigen. Fallbesprechungen sind eine wichtige Initiative beim Optimieren der Pflege und Versorgung von Menschen mit Demenz. Bestimmte Betreuungspersonen haben oft spezifische Pflege- und Versorgungstechniken entwickelt, die den übrigen Betreuungspersonen vermittelt werden sollten.

Oft berichtet eine Betreuungsperson über ein bestimmtes Problem hinsichtlich des Verhaltens eines Bewohners, während eine andere Betreuungsperson sagt, ihr Vorgehen führe nicht zu solch einem Problem. Fallbesprechungen geben dem Pflegepersonal Gelegenheit, ihre erfolgreichen Strategien untereinander auszutauschen, die Mitarbeiter, die Schwierigkeiten haben, zu ermutigen und zu unterstützen und ein einheitliches Verständnis für die Person sowie einen stimmigeren Ansatz in der Interaktion und Pflege beziehungsweise Versorgung zu fördern. In einem Pflegemodell beinhaltet ein Gruppenprozess zur Schulung von Betreuungspersonen und zum Verhaltensmanagement auch die Einbindung des jeweiligen Bewohners in die Diskussion oder aller Bewohner in Gruppendiskussionen (Swift et al., 2002).

Verhindern feindseliger verbaler oder körperlicher Reaktionen

Herausfinden der Ursache bzw. Bedeutung von Stress

Der erste Schritt besteht darin, das Verhalten zu verstehen. Verhaltensweisen können für ältere Individuen mit Demenz eine spezielle Bedeutung haben, die von der Bedeutung, die ihm der Beobachter zuweist, abweichen kann. Scheinbar funktionslose Handlungen können in Zeiten von Stress und Angst das einzige Kommunikationsinstrument der Person darstellen. Passiver Widerstand gegen Pflege und Versorgung kann unzutreffend als Aggression dokumentiert werden. Es hat sich gezeigt, dass nur 2 % der aggressiven Vorfälle ohne ein vorangehendes Ereignis eintreten (Katz, 2000). In mehr als 70 % der Fälle war Kontakt mit Personal der unmittelbare Auslöser eines aggressiven Vorfalls (Ryden et al., 1991). Pflege- und Ver-

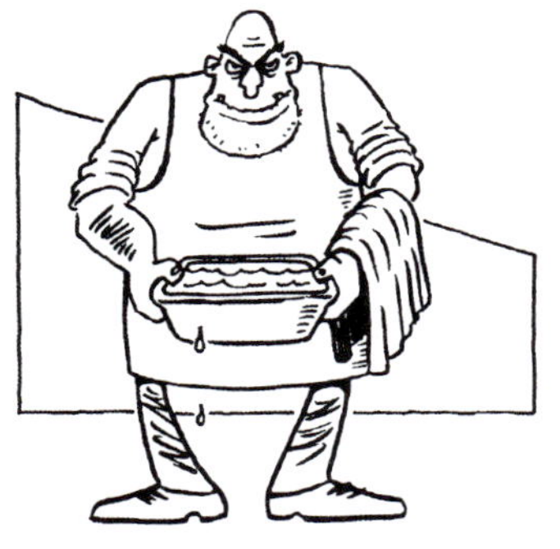

In über 70 % war Kontakt mit Personal unmittelbarer Auslöser eines aggressiven Vorfalls.

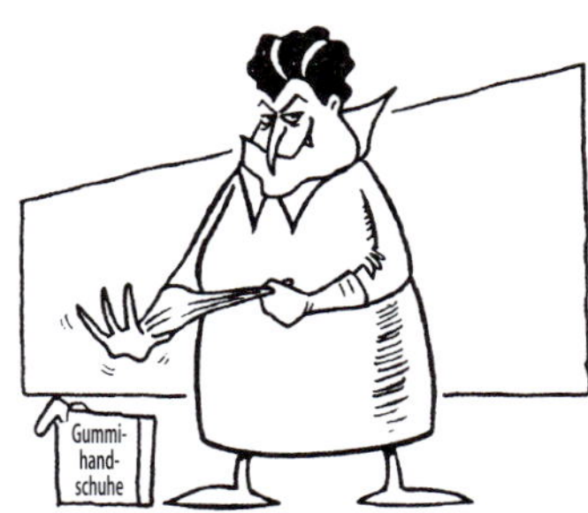

sorgungstechniken des Personals sind daher ein wichtiges Element beim Begrenzen verbal oder körperlich aggressiven Widerstands gegen Pflege und Versorgung. Es wird behauptet, dass Betreuungspersonen, die die Betreuungssituation stärker akzeptieren und für demenzbedingte Probleme sensibler sind, über weniger Hyperaktivitätssymptome bei den Personen in ihrer Betreuung berichten als Personen, die gegenüber ihrer Pflege- und Versorgungssituation weniger sensibel sind (de Vugt et al., 2004).

Stellen Sie Fragen und verweisen Sie auf erfahrene Mitarbeiter oder die Fallbesprechung, um Stressoren zu suchen und herauszuarbeiten, die agitiertes Verhalten auslösen können. Sprechen Sie mit der Person und befragen Sie, soweit angemessen, Besucher und Verwandte sowie Betreuungspersonen einschließlich des Personals der häuslichen Pflege, was agitiertes Verhalten auslösen könnte. Die Trigger können alle in der täglichen Pflege- und Versorgungsroutine nötigen Aktivitäten und Tätigkeiten umfassen und liefern Hinweise auf erfolgreiche Pflege- und Versorgungstechniken. Überweisen Sie die Person bei auftauchenden medizinischen Zuständen und Erkrankungen für das weitere Assessment.

Beseitigen von Stressoren

Stressoren, die zu aggressiven verbalen oder körperlichen Reaktionen führen können, sind zum Beispiel:

- eine Wahrnehmung, dass in die persönliche Sphäre eingedrungen wurde
- Schmerz oder die Erwartung von Schmerz
- Depression. Es hat sich gezeigt, dass die Prävalenz der Depression bei Menschen mit Demenz, die körperlich oder verbal Aggression gezeigt haben, höher ist als bei Menschen, die dies nicht getan haben (Menon et al., 2001). Vor allem Schreien kann mit Depression einhergehen (Cohen-Mansfield et al., 1990).
- medizinische Zustände oder Erkrankungen wie Obstipation, Vaginitis oder ein Harnwegsinfekt (s. S. 17–19)
- Ausscheidungsbedarf oder eine Inkontinenzepisode (unter Umständen wurde die Person als Kind bei Einnässen bestraft)
- Frustration angesichts des Unvermögens, zu kommunizieren

- Frustration angesichts von Vergesslichkeit
- Konfrontation mit der Realität und die Erkenntnis, dass die gegenwärtige Situation inakzeptabel ist
- das Unvermögen, eine Aufgabe zum Abschluss zu bringen
- ausgeschimpft zu werden
- Fehlinterpretation einer Situation, etwa infolge von Sehschwäche oder Schwerhörigkeit, oder plötzlich aufgeweckt zu werden
- Verkennen einer Betreuungsperson
- belastende oder unangenehme Interaktionen mit anderen Bewohnern
- wahnhaftes Verkennen, Halluzinationen oder Illusionen (fehlinterpretierte Schatten) (Hwang et al., 1999)
- Musik, Fernsehen, eine Sendung im Rundfunk oder besondere Aufgaben
- Veränderungen im Ablauf täglicher Aktivitäten, in der Umgebung oder unter den Betreuungspersonen (Banazak, 1996)
- Einsamkeit, fehlende persönliche Kontakte, Langeweile, Trauer oder Furcht
- Wärme, Kälte, Lärm, das Bedürfnis, zur Toilette zu gehen oder Hunger
- toxische Wirkung von Medikamenten oder Delir
- Erinnerungen an Kindheitsereignisse oder ungelöste innere Konflikte. Manchmal wird diese Information nicht nach außen getragen und nachzuforschen kann unangemessen sein oder die Information wird nur in der geschützten Umgebung einer Arztpraxis geäußert.
- unbefriedigte Bedürfnisse aus der kulturellen, sozialen, spirituellen, häuslichen, umgebungsbezogenen und beruflichen Vorgeschichte oder früheren Lebensweise
- Fixierungen. Vorgehensweisen und Voraussetzungen für Fixierungen sind wohlbekannt und es hat sich erwiesen, dass deren Anwendung reduziert und auf Alternativen zurückgegriffen werden kann, ohne dass ernste Verletzungen zunehmen (Neufeld et al., 1999).

Reaktionen auf diese Stressoren sind beispielsweise:

- Gefühle von Scham und Unzulänglichkeit, etwa angesichts des Unvermögens, eine Aufgabe zum Abschluss zu bringen
- Handlungen, die normalerweise unter Kontrolle stünden und jetzt enthemmt werden. Alternativ können geschädigte Hirnprozesse zu aggressivem Verhalten führen (Holden/Chapman, 1994).
- einfach nur allein gelassen werden wollen. Der Pflege und Versorgung Aufmerksamkeit zu widmen ist zwar nötig, aber gegen den Willen der Person mit Demenz.
- agitiertes Verhalten. Bei Menschen, die nicht artikulieren können, dass sie Schmerzen haben, kann es eine Schmerzreaktion sein. Um Schmerz bei kognitiv beeinträchtigten Menschen zu untersuchen, sollten Sie einfache Ja-Nein-Fragen stellen und auf nonverbale Hinweise, wie Lautäußerungen, Aufschreie, Zusammenzucken, Stirnrunzeln (vor allem als Reaktion auf Bewegung), Unruhe, Schaukelbewegungen, Reiben oder Schützen des betroffenen Bereichs, Widerstand gegen Körperpflege, die Bewegung erfordert, achten (Feldt et al., 1998). Forschen Sie nach nicht angegebenen Frakturen. Ein Versuch mit Paracetamol, das regelmäßig in Verbindung mit einer Schmerzdokumentation verabreicht wird, kann ein geeignetes Mittel zur Untersuchung von Schmerzen sein.

Eine einfühlsame Anwendung von Pflege- und Versorgungsprinzipien bei Menschen mit Demenz und das Beseitigen von Stressoren, wie oben beschrieben, können aggressive Episoden verringern. In vielen Fällen bedarf es einfach nur der Beruhigung und man wird die Art der Beruhigung in die tägliche Routine integrieren müssen, um ein erneutes Auftreten von Stress zu verhindern, zum Beispiel durch:

- Beseitigen verletzender Stimuli
- Behandeln von Schmerzen
- Eingehen auf unbefriedigte Bedürfnisse
- Validieren und beruhigendes Eingehen auf Dinge aus vergangenen traumatischen Ereignissen

- eine Überweisung zur Behandlung, die bei medizinischen Belangen erforderlich ist
- Überprüfen des geeigneten Vorgehens und der geeigneten Kommunikationstechniken
- Vorbereitet-Sein auf ein Zurückstellen von Pflege und Versorgung.

Allgemeines Management von agitiertem Verhalten

Versuchen Sie, bei Menschen, die zu verbalen oder körperlichen Reaktionen neigen, Warnzeichen zu erkennen und zu dokumentieren. Achten Sie auf Veränderungen der körperlichen Aktivität (Herumzappeln, Wiederholungshandlungen, ruheloses Auf-und-ab-Gehen, veränderter Gesichtsausdruck, Umherbewegen von Gegenständen), der verbalen Aktivität oder der Stimmungslage. Führen Sie schon frühzeitig und zielgerichtet geeignete Interventionen durch.

Setzen Sie Versuch und Irrtum ein, um allgemeine Vorgehensweisen herauszufinden, ferner Umgebungsmodifikationen, Kommunikationstechniken und Aktivitäten, mit denen sich Stress abbauen lässt (s. S. 23–30). Achten Sie darauf, ob sich medizinische Probleme zeigen und sorgen Sie für geeignete Behandlung. In der Literatur zu stressbedingtem Verhalten wird das Bestärken positiven Verhaltens sehr empfohlen (Landreville et al., 1998).

Im Umgang mit aggressivem Verhalten kommen verschiedene Ansätze vom disziplinarischen Typ zum Einsatz, wie etwa:

- Bestärken des Bedürfnisses nach Einhaltung angemessener Standards
- Anerkennen angemessenen Verhaltens
- Einschränkung der Bewegungsfreiheit
- Verweigern von Lieblingsaktivitäten
- Time-out
- Entfernen in einen Bereich, wo positive Verstärkung nicht möglich ist (Cohen-Mansfield, 1989).

Solche Techniken eignen sich nur für ausgewählte Personen und für Fälle, in denen das Verhalten nicht Folge von reversiblem Stress ist.

Setzen Sie sich eine pflegebasierte statt einer medikamentösen Therapie zum Ziel, solange keine offenen psychotischen Symptome vorliegen (Mansdorf et al., 1999). Während der Suche nach nichtmedikamentösen Interventionen kann eine kurzfristige medikamentöse Therapie geeignet sein, um Agitiertheit zu bessern. Kurze Medikationszyklen können auch beim Management verbaler oder körperlicher Reaktionen angemessen und nützlich sein, wenn Frühwarnzeichen erkennbar sind. Oft ist das Pflegepersonal verantwortlich dafür, die entsprechende Durchführung und das Absetzen einer solchen Therapie sicherzustellen.

Strategien der Körperpflege

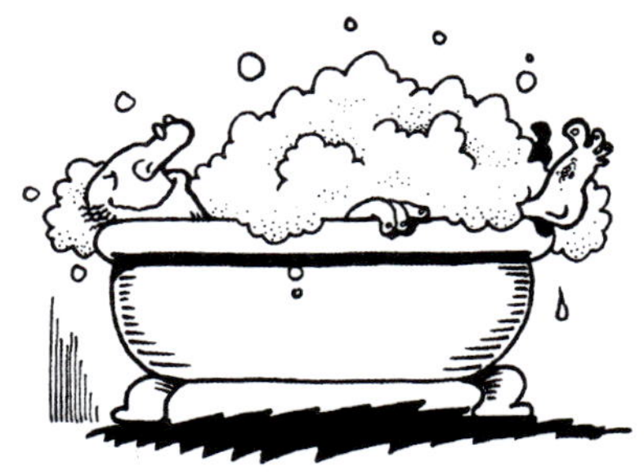

Menschen mit Demenz assoziieren Körperpflege unter Umständen weder mit deren Zweck noch verstehen sie überhaupt das Gefühl von Wasser. Körperpflege ist ein häufiger Stressauslöser. Viele aus dieser Generation haben sich nicht täglich gebadet oder geduscht und sehen unter Umständen keinen Grund, warum sich das ändern sollte. Viele betrachten dieses Ereignis als unerbetenes Eindringen in die Privatsphäre. Körperpflege sollte eher unter therapeutischer Intervention als unter einer Aufgabe laufen (Autowaschansatz) (Hoeffer et al., 1997).

- Versuchen Sie, bei der Körperpflege möglichst oft dieselbe Betreuungsperson einzusetzen und respektieren Sie Präferenzen des Bewohners hinsichtlich des Geschlechts dieser Person.

- Setzen Sie geeignete Techniken ein, wie in Kapitel 2 beschrieben:
  - *Herangehen:* Ernst-Nehmen, Validieren, Bestärken eines Gefühls von Kompetenz
  - *Umfeld:* Musik oder Aromatherapie sind in Badezimmern ebenso wichtig.
  - *Kommunikation:* Stellen Sie sich vor. Bitten Sie um Einverständnis. Erläutern Sie.
  - *Pflege:* Prüfen Sie auf Schmerz oder Schmerzempfindlichkeit. Geben Sie Auswahlmöglichkeiten. Vereinfachen Sie Aufgaben.

- Gestalten Sie Prozeduren so weit wie möglich individuell, indem Sie versuchen, die lebenslange Körperpflegepraxis der Person nachzustellen. Bieten Sie Körperpflege bei Bedarf zu verschiedenen Tageszeiten an.
- Überprüfen Sie, dass die Erfahrung kein Unbehagen verursacht. Versichern Sie sich, dass die Wassertemperatur für diese Person geeignet ist. Bei Personen, für die solche Prozeduren trotz äußerst sorgfältiger Technik schmerzhaft sind, kann es eine Stunde vor den Pflegeprozeduren nötig sein, zwei Tabletten Paracetamol zu verabreichen.
- Integrieren Sie angenehme Techniken, wie «Small Talk» und Erinnerungsarbeit.
- Lassen Sie die Person zunächst das Geräusch fließenden Wassers hören und spüren. Waschen Sie sie dann von den Füßen an aufwärts.
- Manche Bewohner ziehen ein Bad vor. Das wirft naheliegende Probleme auf. Wir sollten jedoch berücksichtigen, dass manche Bewohner keine früheren Erfahrungen oder gar unangenehme Erinnerungen an über sie hin sprühendes Wasser haben könnten. In diesem Fall kann die Person unter Umständen bei nur ganz schwach fließendem Wasser aus einem Hahn oder der Dusche mit dem Schwamm gewaschen werden.
- Gestatten Sie der Person den Gebrauch eines Waschlappens: Ganz gleich, wie ineffizient er genutzt wird, kann er doch ein Gefühl von Unabhängigkeit geben und Frustration verringern.
- Gestatten Sie eine Anstandsbekleidung bei der Körperpflege. Das kann einfach nur ein Badeanzug oder eine Badehose sein, Unterwäsche oder ein leichtes, hinten offenes Nachthemd, das zum Waschen Zugang bieten (Namazi/Johnson, 1996).

Beim Schichtwechsel klagen die Betreuungspersonen, wie aggressiv Frau J. ist, wenn sie geduscht wird. Eine junge Betreuungsperson meldet sich zaghaft: «Ich habe kein Problem. Ich bitte sie, das Wasser aufzudrehen, das ich dann einstelle, und gebe ihr die Seife, während ich ein anderes Stück Seife verwende.»

- Baden beziehungsweise duschen Sie Bewohner, die dies als belastend empfinden, nicht öfter als nötig, wenn es um Hygiene geht.
- Trennen Sie das Waschen des Haars, das beängstigend sein kann, vom Baden beziehungsweise Duschen.
- Unter Umständen müssen Sie anbieten, das Baden beziehungsweise Duschen auf einen späteren Zeitpunkt zu verschieben.
- Führen Sie eine Ganzwaschung im Bett durch, wenn herkömmliches Baden beziehungsweise Duschen inakzeptabel ist.
- Verwaltungsanweisungen sollten die Umstellung von Standardroutinen durch Betreuungspersonen auf der Suche nach geeigneten, individuell gestalteten, bewohnerzentrierten Pflegetechniken unterstützen.
- Dokumentieren und geben Sie erfolgreiche Interventionen weiter.

Herr MacDonald, normalerweise ein friedfertiger Mann, wird sehr agitiert und renitent, wenn er geduscht wird. Beim Durchforschen seiner früheren Tätigkeiten zeigt sich, dass er früher Schafe gehütet hat. Dazu gehörte es, Schafe in einen geschlossenen Stall zu bringen, wo sie mit Chemikalien besprüht wurden, um Läuse und die Larven von Schmeißfliegen zu beseitigen. Herr MacDonald war froh, als man ihn in die Duschtasse setzte und mit einem Schwamm aus einem Eimer Wasser wusch.

Strategien der Toilettenbenutzung

Die Toilettenbenutzung kann für Menschen mit Demenz ein Problem sein, weil sie deren Notwendigkeit nicht einsehen, weil sie die damit verbundene Prozedur als belastend empfinden (Hutchinson et al., 1996) oder wegen der Auswirkungen der Obstipation, Inkontinenz oder einer schmerzhaften Ausscheidung. Obstipation kann bei Menschen mit Demenz zu verstärkter Verwirrtheit und stressbedingten Verhaltensweisen führen.

Menschen mit Demenz nehmen vom autonom gesteuerten Analsphinkter ausgehende Empfindungen, die ihnen sagen, dass sie zur Toilette gehen müssen, unter Umständen nicht mehr wahr. Einen Stimulus des willkürlich gesteuerten Analsphinkters nicht zu erkennen, führt zu Inkontinenz oder unangemessenem Einhalten von Stuhl. Manche mögen den Drang wahrnehmen, ordnen ihn aber nicht korrekt zu oder machen sich aufgrund der Beschwerden oder der absehbaren Pflegeprozedur Sorgen wegen des Stuhlgangs. Andere erkennen unter Umständen die vorhandenen Toiletteneinrichtungen mit ihrem Zweck nicht. Manche wiederum haben Ausscheidungstechniken praktiziert, die nach herkömmlichen Standards seltsam sind.

Unabhängig davon, ob der Stuhlgang kompliziert oder belastend ist, profitieren Menschen mit Demenz von Maßnahmen der Stuhlhygiene, durch die Obstipation vermieden und damit ein angemessener Stuhlgang gefördert wird.

- Verwenden Sie ein individuell gestaltetes Ausscheidungsprotokoll einschließlich Flüssigkeit, Ballaststoffen, reichlich frischem Obst und, soweit angemessen, Bewegung, bei Bedarf ergänzt durch Stuhlerweicher, um Obstipation zu verhindern. 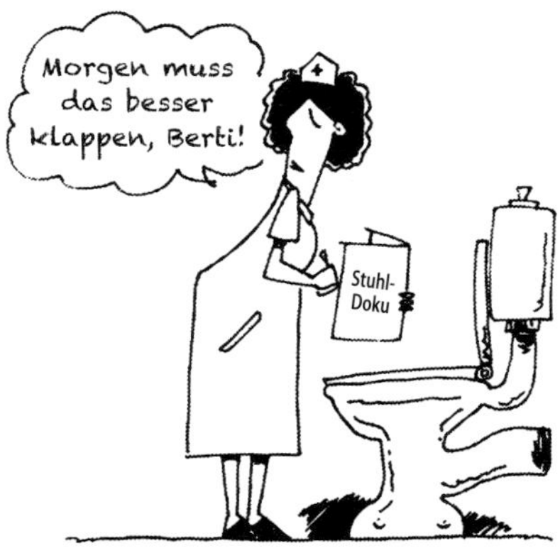
- Selbst eine geringe Zunahme körperlicher Betätigung, etwa, indem man sich im Bett aufsetzt, oder Übungen im Sitzen auf dem Stuhl regen den Darm erwiesenermaßen an (Yakabowich, 1990). Die Kolonmassage ist eine weitere Technik zur Förderung einer angemessenen Darmtätigkeit.
- Achten Sie sorgfältig auf Hinweise, die auf ein Bedürfnis, die zur Toilette zu gehen, hindeuten, darunter Herumzappeln, Einhalten, Umhergehen und Reizbarkeit.
- Stellen Sie sicher, dass sich die Person wohlfühlt und lassen Sie ihr auf der Toilette reichlich Zeit.
- Versuchen Sie, einen Ausscheidungsrhythmus herauszufinden. Dies kann auch geplantes Ausscheiden beinhalten, um einen Rhythmus festzustellen.

Vorgehensweisen bei Personen, die sich gegen den Toilettengang wehren

- Setzen Sie geeignete Techniken ein, wie in Kapitel 2 beschrieben:
  - *Herangehen:* Ernst-Nehmen, Validieren, Bestärken eines Gefühls von Kompetenz
  - *Umfeld:* Musik oder Aromatherapie sind in Badezimmern ebenso wichtig.
  - *Kommunikation:* Stellen Sie sich vor. Bitten Sie um Einverständnis. Erläutern Sie.
  - *Pflege:* Prüfen Sie auf Schmerz oder Schmerzempfindlichkeit. Geben Sie Auswahlmöglichkeiten. Vereinfachen Sie Aufgaben.
- Versuchen Sie, bei der Körperpflege möglichst oft dieselbe Betreuungsperson einzusetzen und respektieren Sie Präferenzen des Bewohners hinsichtlich des Geschlechts dieser Person.
- Identifizieren und kümmern Sie sich um Ursachen von Schmerzen oder Beschwerden (z. B. durch Hämorrhoiden).
- Räumen Sie so viel Privatsphäre ein, wie praktikabel ist. Es kann erforderlich sein, draußen vor der geschlossenen Tür zu warten, bis Assistenz nötig ist.
- Gestalten Sie Prozeduren im Hinblick auf Präferenzen des Patienten individuell.

Im Spätstadium der Demenz nehmen Patienten unter Umständen Fäzes in die Hand, weil sie den gewöhnlichen Widerwillen dagegen verloren haben. Das beste Mittel, um Probleme zu vermeiden, kann darin bestehen, eine angemessene Ausräumung des Stuhls durch die oben genannten Praktiken zu erreichen.

Verbal agitiertes Verhalten

Nichtaggressive verbale Agitiertheit kann sich in Schreien, repetitiven, sinnlosen Lautäußerungen oder wiederholten Bitten um Hilfe äußern. Dies ist vor allem in Pflegeheimen von besonderem Belang, weil das Rufen andere Bewohner stören kann und weil es oft schwierig ist, das Verhalten zu erklären oder aufzulösen. Verbale Verhaltensweisen können auch eine Stressreaktion darstellen. In Frühstadien der Demenz können Menschen aufgrund von Langeweile oder fehlender Anregung laut sein, sie möchten Aufmerksamkeit bekommen oder finden die verbale Aktivität tröstend oder angenehm. Diese Menschen reagieren immer auf Aufmerksamkeit, sobald verfügbar. Andere rufen aus Stress oder Frustration heraus. Bei anderen verwenden wir den Begriff «Hirnreizung», als gäbe es eine Läsion im Gehirn, die kontrollierende Bahnen unterbricht. Manche Menschen sagen, ihnen sei bewusst, dass sie rufen, sie könnten jedoch nicht damit aufhören. In der späten Demenz könnte Rufen auf Wahnvorstellungen oder Halluzinationen zurückgehen. Verbales Verhalten anzugehen, kann bedeuten, geduldig mit einer Reihe von Interventionen zu experimentieren, die die Ursache beseitigen oder davon ablenken sollen.

Ansätze der Untersuchung und des Managements verbaler Agitiertheit

- Stellen Sie fest, ob das verbale Verhalten für die Person selbst Leiden bedeutet oder eine Störung des Lebens Dritter darstellt.
- Fragen Sie die Person, warum sie ruft.
- Forschen Sie nach Bedürfnissen. Das Rufen kann ein vergeblicher Versuch sein, Betreuungspersonen unbefriedigte Bedürfnisse mitzuteilen (Allen-Burger et al., 1999). Forschen Sie nach Hunger oder Durst und bieten Sie Nahrung und Flüssigkeit an (Beck/Vogelpohl, 1999).
- Sorgen Sie für angemessene Beruhigung sowie für Pflege- und Versorgungsansätze. Rufen könnte auch in Erwartung der Beschwerden durch Pflege- und Versorgungsprozeduren auftreten.
- Beurteilen Sie, ob Schmerzen, eine Infektion, Obstipation oder andere medizinische Zustände beziehungsweise Erkrankungen vorliegen. Ein Versuch mit regelmäßig verabreichtem Paracetamol kann ein geeignetes Mittel sein, um zu untersuchen, ob Schmerzen bestehen. Forschen Sie nach Frakturen, die nicht angegeben wurden. Menschen mit störenden Lautäußerungen erhalten erwiesenermaßen deutlich weniger Analgetika als Personen, die nicht stören (Kaasalainen et al., 1998).

Tröööt
Trööt
Bumm! Bumm!
Frau Larson schrie ständig, bis wir sie für Musiktherapie interessierten!

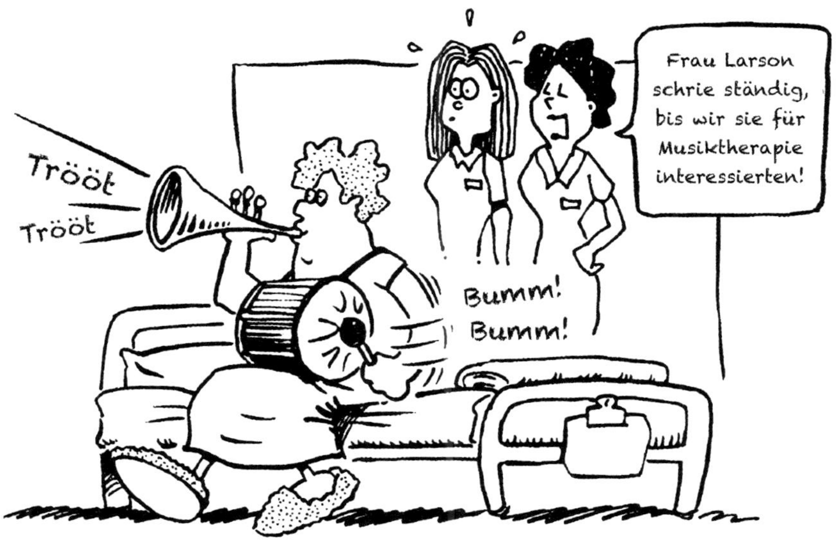

- Räumen Sie geregelte Ruhephasen ein. Menschen, die verbale Agitiertheit zeigen, sind unter Umständen erschöpft.
- Schauen Sie, ob es hilft, ein wenig Zeit mit der Person zu verbringen, indem man ihr einfach Aufmerksamkeit widmet und auf ihre Bedürfnisse eingeht.
- Umlagern oder eine sanfte Massage kann verbale Agitiertheit entschärfen.
- Berücksichtigen Sie auch Gerüche, Lärm, Licht, Aktivität und Temperatur, die agitiertes Verhalten auslösen können (Coulson, 2000) und um die man sich unter Umständen kümmern muss.
- Andererseits kann es sich auch lohnen, es mit erhöhter Aktivität oder sozialer Anregung zu versuchen. Selbst bettlägerige Patienten können auf ein aktives Umfeld ansprechen.
- Kümmern Sie sich um Schwerhörigkeit und Sehschwäche. Ein Zeruminalpfropf ist eine häufige Ursache von Schwerhörigkeit. Und bei einem Hörgerät können die Batterien leer sein.
- Sorgen Sie für akustische Reize, wie etwa Musik, in manchen Fällen möglicherweise über Kopfhörer.

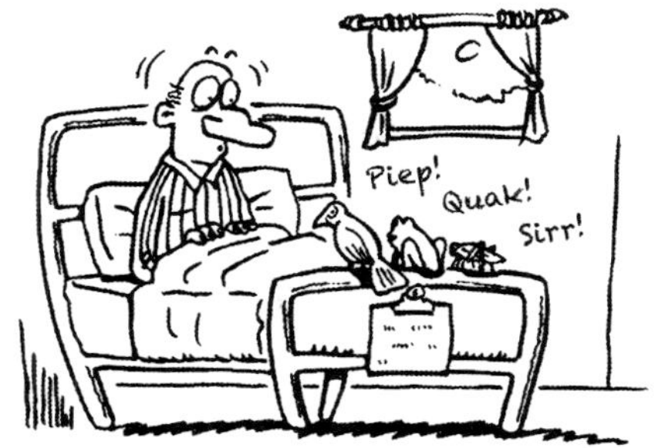

- Sorgen Sie für weißes Rauschen, wie etwa Geräusche des Ozeans, Naturgeräusche wie zwitschernde Vögel oder Herzschlagrhythmen wie im Mutterleib. Aufnahmen solcher Geräusche sind im Handel erhältlich oder lassen sich aufnehmen und Geräte für das Abspielen am Bett gibt es im Einzelhandel. Beobachtungen zufolge beruhigen sich Bewohner, die schreien, unter einem Fön (Burgio et al., 1996).
- Audio- oder Videoaufnahmen eines Familienmitglieds (Doyle et al., 1997), das liebgewordene Erinnerungen vorliest, vielleicht unterbrochen durch Pausen und Musik, können für geeignete Anregung sorgen.
- Audioverstärker dienen dazu, Bewohner mit Schwerhörigkeit die Erfahrung machen zu lassen, dass ihre Lautäußerungen hörbar sind (Cariaga et al., 1991).
- Ein vibrierendes oder schaukelndes Bett oder ein entsprechender Stuhl kann beruhigende Wirkung haben (Sloane et al., 1999).
- Experimentieren Sie mit olfaktorischer Stimulation (Aromatherapie) oder mit Gegenständen zum Berühren oder Ergreifen, wie etwa Objekte verschiedener Beschaffenheit, Haushaltsgegenstände oder Klangkugeln.
- Bei Menschen mit verbal störendem Verhalten, das eine überwiegend depressive und schwankende Wirkung hat, ist ein Versuch mit Antidepressiva gerechtfertigt (Meares/Draper, 1999).
- Eine geeignete medikamentöse Therapie kann bei Menschen mit paranoiden oder Wahnvorstellungen erwogen werden. Solche Erkrankungen könnten mit verbaler Agitiertheit verbunden sein (Eustace et al., 2001).
- Die Person reagiert unter Umständen auf etwas, an dem sie saugen kann. Wenn dies jedoch funktioniert, sollten Sie zunächst prüfen, ob sie Durst oder Hunger hat.

- Einer Person, die einem emotionalen Trauma ausgesetzt war, muss ein Psychologe unter Umständen eine Prozedur zur Beruhigung verordnen. Solch eine Erfahrung in der Vergangenheit oder innere Konflikte können eindeutig mit dem Ausmaß des gegenwärtigen Schreiens zusammenhängen (Cohen-Mansfield et al., 1996).
- Unterstützen Sie Ruhephasen unter Zuwendung der Betreuungsperson, die enden, wenn das verbale Verhalten erneut auftritt. Menschen, die verbale Agitiertheit zeigen, sollten beobachtet werden und Zuwendung erhalten, und zwar in regelmäßigen Abständen, die gleichmäßig über die wach verbrachte Zeit verteilt sind, sodass sich das Verhalten vorhersehen lässt (Cohen-Mansfield et al., 1996).
- Es ist auch vorstellbar, dass eine Hirnläsion (Hirnreizung) Bahnen der verbalen Kontrolle hemmt und zu dem Verhalten des Rufens führt. Solche Menschen haben unter Umständen einen Schlaganfall erlitten und sich normale kognitive Fähigkeiten bewahrt, sind jedoch außerstande, zu erklären, warum sie rufen und finden dies belastend. In diesem Setting kann sich ein Titrationsversuch mit Antikonvulsiva eignen.
- Bei Personen, die kognitiv intakt sind und ständig unangemessene Forderungen stellen, muss unter Umständen ein Pflege- und Versorgungsniveau ausgehandelt werden.
- Ist eine für gewöhnlich laute Person still, so ist sie möglicherweise krank.

Frau P. stand unter Medikamenten, um ihr ständiges und unverständliches Rufen zu verhindern. Ein externer Berater reichte Frau P. während der Beratung seine Hand. Frau P. drehte die Hand um, hielt sie so fest, dass es nachher der Unterstützung bedurfte, um ihre Hand wieder zu öffnen, ließ ihre Finger über die ergriffene Handinnenfläche gleiten und murmelte vor sich hin. Es war offensichtlich, dass Frau P. lebenslange Übung im Handlesen und anderen ähnlichen Praktiken hatte. Man sorgte für Karten, Zeichnungen von Handlinien und entsprechende Gegenstände und ermöglichte so, dass Frau P. medikamentenfrei wurde. Interessanterweise hatte es der Ehemann von Frau P. nicht für nötig gehalten, diese Information zu liefern.

Ruheloses Umhergehen

Interventionen sind bei ruhelosem Umhergehen nur nötig, wenn es Sicherheitsprobleme oder Leiden verursacht. Eine akute Phase ruhelosen Umhergehens sollte Anlass für eine medizinische Untersuchung auf ein akutes Ereignis, wie etwa einen Harnwegsinfekt oder Obstipation, sein. Chronisches ruheloses Umhergehen ist wahrscheinlich eher die Folge des Demenzprozesses, könnte aber auch auf einen reversiblen medizinischen Zustand oder eine Erkrankung zurückzuführen sein.

Ruheloses Umhergehen kann bei einer Person folgendes bedeuten:

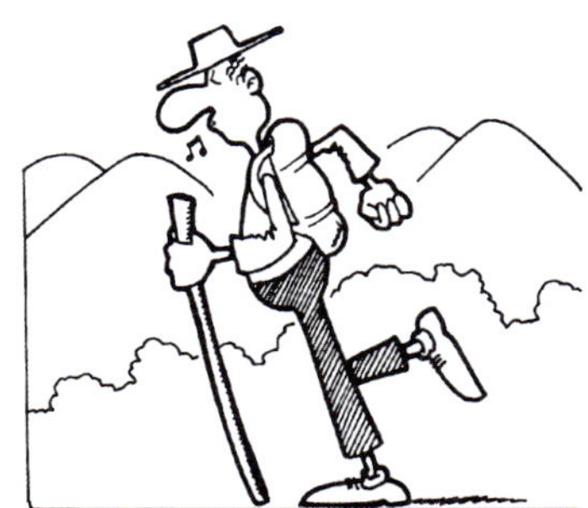

- ein Mittel im Umgang mit Stress
- die Fortsetzung eines lebenslangen Verhaltens
- das Bestreben der Person, in ihrer Umgebung einen Sinn zu erkennen
- die Suche der Person nach Sicherheit in vertrauten Gesichtern, etwas Wiedererkennbarem oder einem verstorbenen Ehepartner.
- das Bestreben der Person, sich einer unangenehmen Umgebung zu entziehen oder der Wunsch, nach Hause zu gehen. Bitten, «nach Hause» zu gehen, betreffen gewöhnlich das Zuhause der Kindheit, aber das Wort «zu Hause» kann auch für eine Zeit stehen, in der das Leben angenehmer war.
- ein fehlerhaftes zielgerichtetes Verhalten, bei dem die Person etwas im Sinn hat, das sie tun möchte
- die Handlung, Menschen nachzulaufen, möglicherweise zur Beruhigung
- den Blick auf ein Zeichen für «Ausgang» oder andere Personen, die sie hinausgehen sieht
- eine Reaktion auf Langeweile und das Bedürfnis nach Anregung
- ein zweckgerichtetes, aber gefährliches Abenteuer, um einkaufen zu gehen

- eine funktionelle Reaktion zur Linderung von Angst und Anspannung bei Individuen, die gewöhnlich handlungsorientiert waren (Rapp et al., 1992). Früher stark ausgeprägte soziale Aktivitäten und Freizeitbetätigungen wurden mit ruhelosem Umhergehen in Verbindung gebracht (Hall, 1994).
- den Versuch der Person, einem belastenden Ereignis zu entgehen, oder eine Routine, die aus dem Langzeit- oder Kindheitsgedächtnis auftaucht
- die Folge einer neurologischen Schädigung (Hirnreizung).

Akutes ruheloses Umhergehen kann zurückzuführen sein auf:

- Durst, Schmerz, Beschwerden oder das Bedürfnis, zur Toilette zu gehen
- Depression, Wahnvorstellungen, Halluzinationen oder Angst
- Hypoxie (Sauerstoffmangel), die auf eine Lungen- oder Herzerkrankung zurückzuführen sein könnte und sich in Ruhelosigkeit und Umhergehen zeigen kann (Matteson et al., 1996)
- Akathisie, ein Zustand, der oft durch Neuroleptika induziert wird, charakterisiert durch unwillkürliche Bewegungen, die sich als Umherzappeln («Hummeln in der Hose») zeigen können. Akathisie kann sich auch als nicht unterdrückbares Umhergehen zeigen. Sie kann auch als Verschlechterung von Verhaltenssymptomen fehlinterpretiert werden.
- das Auftreten praktisch jeder medizinischen Belastung.

Agitiertheit und ruheloses Umhergehen am Ende des Tages («Sundowning» bzw. Sonnenuntergangsphänomen) können zurückzuführen sein auf:

- einen Delir-Tageszyklus. Es wäre möglich, dass physiologische oder psychologische Funktionsveränderungen im Laufe eines jeden Tages in vermehrte Verwirrtheit münden, die zu agitierten Verhaltensweisen führt. Als Ursache des Sonnenuntergangsphänomens wurden durch die Alzheimer-Krankheit verursachte Störungen der zirkadianen Körpertemperatur vorgeschlagen (Volicer et al., 2001).

- einen Schichtwechsel in der Einrichtung, der eine plötzliche Veränderung der dortigen Umgebung darstellt (Bliwise, 2000)
- das Bedürfnis der Person nach dem üblichen Zusammenfinden der Familie am Ende eines Arbeitstages oder die Suche nach normalen Umstellungen bei der Rückkehr von der Arbeit.

Wenn das ruhelose Umhergehen für die Person mit Demenz eine Gefahr darstellt, sollte man es zunächst mit Interventionen versuchen, die auf erkennbare Ursachen abzielen:

- Achten Sie auf Veränderungen des Umfelds oder der Aktivität, die vor dem jeweiligen ruhelosen Umhergehen eintreten, um potenzielle Auslöser zu identifizieren (Algase, 1993).
- Schätzen Sie ein, ob potenziell reversible Zustände, wie Schmerz, Inkontinenz, eine Infektion, Durst, Depression, ein Delir oder Akathisie vorliegen, die dem ruhelosen Umhergehen zugrunde liegen können, und kümmern Sie sich entsprechend darum.
- Halten Sie die Menschen aktiv und beschäftigt und lassen Sie sie möglichst lange Freude haben (Allan, 1994), aber mit geregelten Ruhephasen. Tägliche soziale Zusammenkünfte, möglicherweise mit körperlicher Betätigung, können ruheloses Umhergehen verringern helfen.
- Sorgen Sie für bedeutungsvolle Aufgaben, um ein Gefühl von Nützlichkeit zu erzeugen, und sorgen Sie für körperliche Betätigung und Gesellschaft, vor allem im Hinblick auf das Sonnenuntergangsphänomen. Gewöhnlich nachmittags abgehaltene Gruppensitzungen mit Aktivitäten wie Musizieren, körperlicher Betätigung, Tanzen oder Ballspielen können von ruhelosem Umhergehen oder Agitiertheit ablenken.
- Alternativ kann sanfte, während einer Ruhezeit gespielte Musik Menschen, die zum Sonnenuntergangsphänomen neigen, beruhigen helfen.
- Es wurde behauptet, umherwandernde Bewohner von Pflegeeinrichtungen würden in einem Gemeinschafts- und Freizeitraum bleiben, wenn er wie ein Ort aussähe, den sie wiedererkennen

(Simard, 1999). Sorgen Sie für optische, akustische und olfaktorische Stimuli, um ein Zuhause oder eine Außenumgebung zu simulieren. Sorgen Sie für einen Gemeinschaftsbereich mit traditionellem Mobiliar und Ornamenten (Landhausküche oder Ferienhaus), Musik und Natur oder Familienszenen.

- Bilder und Symbole können beim Lokalisieren von Bade- und Schlafzimmern helfen.
- Bauen Sie in den Plan für den Nachmittag versuchsweise eine Ruhephase oder alternativ eine Beschäftigungseinheit mit anschließender Ruhepause ein.
- Sorgen Sie für Stühle an strategischen Punkten, die zum Ausruhen einladen.
- Durchsuchen Sie die Familien-, Sozial- und Berufsanamnese nach belastenden Ereignissen oder Hinweisen, um den Bedürfnissen des Bewohners zu entsprechen. Die Lösung könnte in einer beruhigenden Bemerkung oder in einer so einfachen Aufgabe wie Saubermachen bestehen.
- Kümmern Sie sich um Gefahrenquellen im Umfeld, denen der umherwandernde Bewohner ausgesetzt sein könnte, und sorgen Sie für umschriebene Bereiche zum Umhergehen.
- Kleben Sie ein Raster aus farbigem Klebeband auf den Boden vor der Eingangstür (Cohen-Mansfield, 1989), hängen Sie einen Spiegel vor die Eingangstür oder verbergen Sie den Türgriff oder das Schloss hinter einer Stoffverkleidung (Roberts, 1999).

Herr J. bereitete Probleme, weil er ständig auf den Parkplatz ging. Ihn zu überwachen war ein Albtraum und man dachte über Fixierungen nach. Ein Assessment seiner Gewohnheiten zeigte, dass er Autoverkäufer gewesen war. Man hing in seinem Zimmer Bilder von dem Auto auf, das er gewöhnlich verkauft hatte. Dies sorgte für eine Beziehung zu einer bedeutungsvollen Vergangenheit.

Ein früherer Geschäftsmann wird täglich gegen 16.00 Uhr agitiert, weil er denkt, es sei Zeit, nach Hause zu gehen. Er bekommt eine Aktentasche, verabschiedet sich und wartet auf der Sitzgelegenheit draußen (auf den Bus). Ein wenig später sagt ihm ein Mitarbeiter, der Bus habe Verspätung und lenkt ihn wieder ins Haus, um sich vor dem Essen auszuruhen. Sein Geist wird die Vorstellung «nach Hause zu gehen» schon wieder hinter sich gelassen haben.

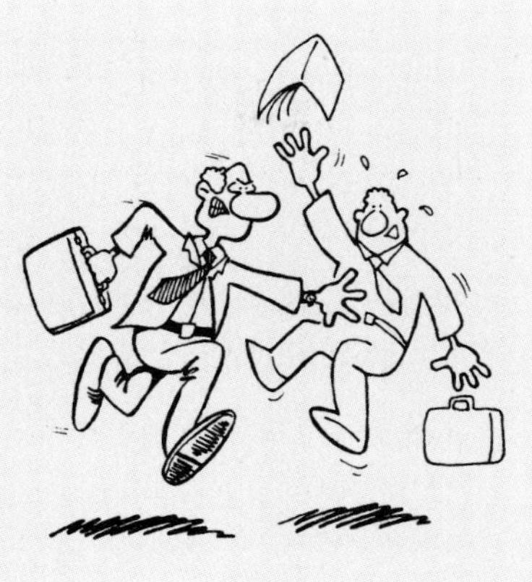

- Statten Sie den Betreffenden mit einem Personenalarm aus.
- Organisieren Sie für ruhelos Umhergehende Gruppenspaziergänge oder -fahrten.
- Lichttherapie, etwa durch 10 000 Lux helles Licht über 30 Minuten, hat angeblich eine positive Wirkung auf motorische Unruhe (Haffmans et al., 2001).
- Führen Sie einen Schichtwechsel so durch, dass Bewohner nicht desorientiert werden, etwa indem Sie währenddessen Aktivitäten durchführen oder den Schichtwechsel schrittweise vornehmen.
- Einem nachts ruhelos Umhergehenden zu zeigen, dass es draußen dunkel ist, kann seine Aufmerksamkeit auf die Tatsache richten, dass Schlafenszeit ist.

Frau C. hatte die Angewohnheit, eine gefährliche, vielbefahrene Straße zu überqueren, um Zigaretten zu kaufen. Frau C.'s Zigarettenmarke in dem kleinen Laden der Einrichtung vorrätig zu halten, ersparte ihr, Gefahren ausgesetzt zu sein.

Das ruhelose Umhergehen und das agitierte Verhalten von Frau H. begannen fast jeden Abend. Man erhob an entsprechender Stelle eine Familienanamnese. Es zeigte sich, dass ihr Vater, der Alkoholiker war, jeden Abend nach Hause kam und sie schlug, bis sie schließlich ein Versteck fand, das er nicht kannte. Sie nannte es ihren «sicheren Ort». Die Mitarbeiter lernten, sie zu beruhigen, indem sie sie am Ellbogen fassten und zu ihr sagten: «Kommen Sie, Frau H., ich bringe Sie an Ihren sicheren Ort.»

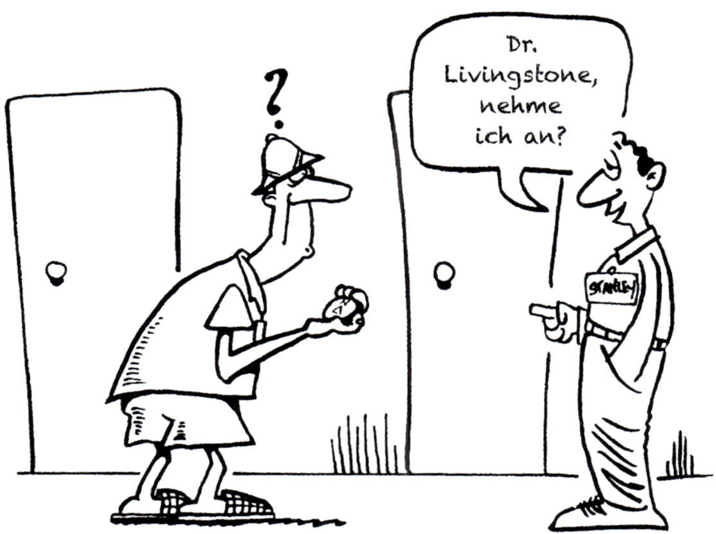

Aufdringlichkeit, Herumkramen und «Picking»

Menschen mit Demenz dringen unter Umständen in die Privatsphäre anderer ein und «kramen herum», wenn sie die Orientierung verloren haben oder nach einer zweckgerichteten Betätigung suchen. «Picking» ist definiert als Neuordnen, Umhertragen, Zerreißen und Aufrollen von Gegenständen (Johannson et al., 1999). Es kann sich um bedeutungsvolle Fragmente häufiger Tätigkeiten aus der Vergangenheit der Person handeln, wie etwa Aufräumen oder Blumengießen. Diese Verhaltensweisen können zum Problem werden, wenn es um das Eigentum Dritter geht. Menschen mit einer frontotemporalen Form der Demenz, wie etwa der Pick-Krankheit, ordnen Gegenstände ständig neu und stecken sich sogar Dinge in den Mund.

Zu den Interventionen im Umgang mit diesem Verhalten gehören unter anderem:

- Sorgen Sie für eine «Grabbelkiste» oder eine Schublade voller vertrauter Gegenstände.
- Sorgen Sie für Gegenstände, welche die Person mit ihrer früheren Tätigkeit oder mit Freizeitaktivitäten verbinden.
- Sorgen Sie für Ablenkung oder binden Sie die Person in eine Gruppenaktivität ein.
- Stellen Sie sicher, dass der Raum der Person gut durch etwas Persönliches und deutlich Sichtbares gekennzeichnet ist.
- Viele Interventionen, die sich bei verbalen Verhaltensweisen oder ruhelosem Umhergehen eignen, können auch zur Beruhigung aufdringlichen Verhaltens von Nutzen sein.

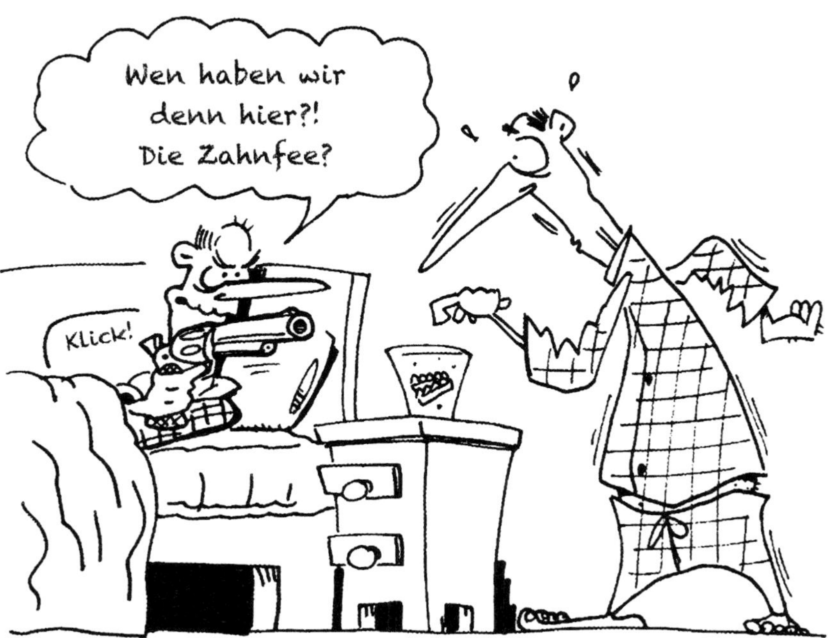

4 Umgang mit Ernährungsproblemen

Eine Gewichtsabnahme bei Demenz und vor allem bei der Alzheimer-Krankheit, kommt oft vor und kann eher auf Stoffwechselstörungen in Zusammenhang mit der Erkrankung als auf schwachen Appetit oder geringe Nahrungsaufnahme zurückzuführen sein. In jedem Fall wird es helfen, das Gewicht beizubehalten, wenn man das Essverhalten verbessert. Schwierigkeiten bei der Nahrungsaufnahme können in den späteren Stadien der Demenz erhebliche Pflegeprobleme darstellen. Nahrungsverweigerung kommt bei Fortschreiten der Erkrankung gewöhnlich häufiger vor (Draper et al., 2002). Die Evaluation des Ernährungszustands und das Management des Essverhaltens können wichtige Überlegungen bei der Pflege und Versorgung von Menschen mit Demenz sein (Brocker et al., 2003). Ein erster Schritt zur Erhebung der tatsächlichen Nahrungsaufnahme sollte ein «Esstagebuch» sein. Zu den Faktoren, die zu einem schlechten Essverhalten beitragen, gehören:

- kognitive Ausfälle
- Schluckbeschwerden (Dysphagie)
- Ablenkungen
- Agitiertheit und Unruhe
- schlechte Koordination zwischen Hand und Mund
- Beschwerden im Mundbereich
- geschwächte oder verzerrte Geschmacksempfindungen
- geschwächter Geruchssinn
- Medikamentenwirkungen einschließlich Übelkeit
- Unwohlsein, Schmerzen oder Krankheit
- Wahnvorstellungen hinsichtlich des Essens
- Depression.

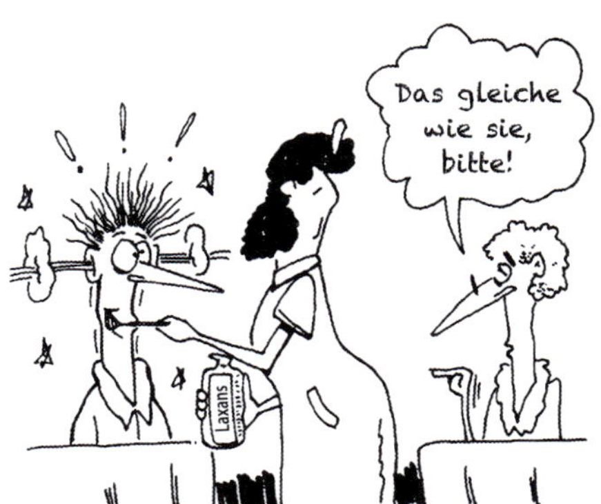

Interventionen zur Verbesserung der Nahrungsaufnahme

- Führen Sie Mahlzeiten eher als pflege- denn als aufgabenorientiertes Ereignis durch. Interaktionen, die sich auf physiologische und soziale Bedürfnisse bei den Mahlzeiten auswirken sollen, können Menschen mit Demenz helfen, länger am Tisch zu sitzen und mehr zu essen (Beattie et al., 2004).
- Sorgen Sie für ein geeignetes Vorgehen, eine passende Umgebung und Kommunikation sowie für geeignete Pflege- und Versorgungspraktiken, um Stress auf ein Mindestmaß zu reduzieren (s. Kap. 2).
- Wenn Sie beim Essen assistieren, sollten Sie der Person gegenübersitzen und sie sozial an dem Vorgang beteiligen. Die Person mit Demenz kann das Eingeben von Essen von hinten oder von der Seite, vor allem bei fehlendem sozialem Engagement, als isolierten Löffel interpretieren, der auf wunderbare Weise plötzlich aus dem Nichts erscheint und nach dem Mund sucht.
- Fragen Sie die Person, warum sie wenig und nicht normal isst.
- Binden Sie nahe Angehörige in die Suche nach Informationen über bevorzugte Essgewohnheiten ein.
- Schätzen Sie ein, ob medizinische Zustände, wie Übelkeit oder Obstipation, und psychiatrische Leiden vorliegen.
- Regen Sie eine Überprüfung der Medikation an, und zwar speziell im Hinblick auf Medikamente, die den Geschmackssinn beeinflussen oder Übelkeit und Magen-Darm-Beschwerden verursachen können.
- Eine Aktivität vor einer Mahlzeit muss unter Umständen stressfrei und ruhig sein.
- Vermeiden Sie unnötige Hintergrundgeräusche und Ablenkungen, wie etwa Fernsehen.
- Gedämpftes Licht, Naturgeräusche und Musik wurden als Interventionen vorgeschlagen, um die Nahrungsaufnahme zu erhöhen und die Dauer des Eingebens von Essen zu verkürzen (Beck/Shue, 1994).

- Bilden Sie kleine Gruppen zueinander passender Bewohner an jeweils einem Tisch.
- Platzieren Sie funktionell beeinträchtigte Menschen gegenüber von denen, die noch selbst essen können. Dies kann ersteren helfen, indem es ihnen ermöglicht, den Vorgang des Essens zu imitieren (Allen-Burger et al., 1999).
- Gleichen Sie die Umgebung der früheren Umgebung der Person an: In einem formelleren Setting für das Essen können Essgewohnheiten funktional besser werden.
- Bei älteren Menschen können Sehen, Schmecken und Riechen verändert sein. Dies kann durch einen appetitanregenden Duft und anregenden Geschmack der Speisen angegangen werden. Experimentieren Sie bei Ausfällen der Geschmacksempfindung mit Gewürzen und Düften. Spezialisierte Demenz-Stationen, die visuellen Zugang zur Küche gewähren, haben behauptet, es gäbe im Laufe der Zeit signifikante Verbesserungen des Sozialverhaltens und der Verwirrtheitswerte der Bewohner (Archibald, 1994). Die Einschränkungen dieser Intervention sind offensichtlich, unter Umständen ist es jedoch möglich, appetitanregende Gerüche aus der Küche kommen zu lassen. Kochen Sie im Essbereich Kaffee, lassen Sie dort appetitliche Speisen köcheln oder backen Sie in einer Brotmaschine Brot (Algase, 1993).
- Manche Bewohner essen mehr, wenn man ihnen einen Beutel mit Fingerfood gibt (Hall/Buckwalter, 1991). Regelmäßige Fingersnacks sind unter Umständen kosteneffektiver als Nahrungsergänzungsmittel (Barratt, 1999). Snacks können den zusätzlichen Vorteil haben, bei Menschen mit stressbedingten Verhaltensweisen in Zusammenhang mit einer Demenz für Beschäftigung oder Anregung zu sorgen. Kartoffelbrei liefert einen guten Kleber für Menschen, denen das Handhaben eines Sandwichs schwerfällt. Oft akzeptiert jemand, der eine reguläre Mahlzeit längst nicht mehr durchhält, Gaumenfreuden wie heiße Pommes frittes.
- Sorgen Sie für Nahrungsmittel, an die sich Bewohner noch aus der Kindheit erinnern (Hoffman, 1998b).
- Reichen Sie jeweils nur einen Gang. Überfüllen Sie den Teller nicht.

- Nahrung sollte von geeigneter Konsistenz, aber verschiedener Beschaffenheit sein. Bieten Sie beim assistierten Essen jeweils mundgerechte Stücke der Speise an.

- Menschen, die traditionell vor dem Essen ein Gebet gesprochen haben, müssen diese Praxis unter Umständen fortsetzen.

- Stellen Sie sicher, dass zwischen Besteck, Speisen, Teller und Tisch optische Kontraste bestehen, weil Menschen mit Demenz oft die Fähigkeit verlieren, ähnliche Farben zu unterscheiden (Beck, 1998). Vermeiden Sie Tischsets, Geschirr und Tischdecken mit Muster. Verwenden Sie Teller, deren Farbe mit der des Tischtuchs kontrastiert. Vermeiden Sie es, dunkle Speisen auf einem dunklen Teller zu servieren.

- Die Zuweisung einer speziellen Betreuungsperson ermöglicht dieser, subtile Zeichen beim Essen besser wahrzunehmen, um ihnen Bedeutung zuweisen zu können.

- Vermeiden Sie es, Menschen ihrer verbliebenen Fähigkeiten beim Essen zu berauben, indem Sie Assistenz speziell nur auf die Kompensation ihrer Schwächen zuschneiden. Bei manchen Patienten mag es genügen, die Speisen zu zerschneiden. Bei anderen müssen sie zerschnitten und auf einen Löffel oder eine Gabel genommen werden. Fertigkeiten der Nahrungsaufnahme sind Teil des Langzeitgedächtnisses und lassen sich reaktivieren (Dawson et al., 1986). Möglicherweise haben frühere Pflege- und Versorgungspraktiken aus Gründen der Zweckdienlichkeit für unnötige Assistenz gesorgt, was zu Schwächen bei der Nahrungsaufnahme führte, die sich rückgängig machen lassen.

- Menschen mit Demenz können das Darreichen einer Mahlzeit als einen Akt der Wohltätigkeit oder des guten Willens betrachten oder sie assoziieren es mit früheren Erfahrungen, bei denen eine Mahlzeit in einer Situation dieser Art eine Ausgabe bedeutet hat. Auch sind sie vielleicht außerstande, Nahrung mit ihrem Zweck zu assoziieren (McGillivray/Marland, 1999). Dementsprechend kann es nötig sein, sie zu beruhigen, dass die Mahlzeit nichts kostet und ihnen sogar den Vorgang des Essens und den Zweck von Nahrung zu erklären.

- Früh am Tag, wenn die kognitiven Fähigkeiten noch besser sind, ist die Nahrungsaufnahme oft besser. Umgekehrt folgt das Darreichen der Hauptmahlzeit am Abend dem traditionelleren Mahlzeitenrhythmus.
- Unter Umständen müssen Nahrungsergänzungsmittel eingeplant werden, um die Kalorienzufuhr zu erhöhen, sollten jedoch nicht zu den Mahlzeiten gegeben werden.
- Bewohner mit störendem Verhalten müssen ihre Mahlzeiten gegebenenfalls in kleineren Gruppen und zu einer anderen Zeit einnehmen.
- Bei Menschen in den Spätstadien der Demenz kann es nötig sein, den Schluckreflex auszulösen, indem man aufwärts über den Kehlkopf streicht.

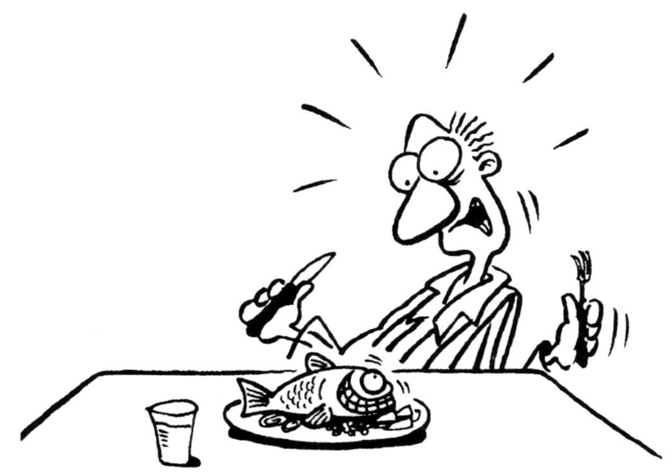

5 Umgang mit unangemessenem Sexualverhalten

Unangemessenes Sexualverhalten kann beinhalten:

- solitäres sexuelles Ausagieren, wie etwa öffentliches Masturbieren oder Entblößen von Körperteilen
- sexuelles Ausagieren, das andere einbindet, wie etwa das Begrabschen oder Betatschen von Betreuungspersonen
- sexuelle Betätigung mit anderen Personen in der Öffentlichkeit
- unangemessene sexuelle Sprache oder obszöne Gesten
- falsche sexuelle Anschuldigungen.

Bei Menschen mit Demenz können physische Veränderungen der Hirnstruktur bestehen, die das Gedächtnis, das Urteilsvermögen und die Impulskontrolle beeinträchtigen. Eine wohlerzogene Person mit Demenz verwendet unter Umständen zum ersten Mal eine vulgär unangemessene Sprache einfach nur deshalb, weil sie sie gehört hat und sich daran erinnert, dass sie verwandt wird. In ähnlicher Weise kann eine Person mit Demenz, die sich sexuell stets angemessen verhalten hat, den Kontext der Angemessenheit verlieren.

Was angemessen und was unangemessen ist, muss – wenn auch mit Respekt vor den Bedürfnissen und Rechten der Person – letztlich durch das Pflege- und Versorgungsumfeld bestimmt werden. Zwar ist es eine Pflicht der Pflege, ein angemessenes Äußern von Sexualität zuzulassen, jedoch kann dies in der Heimpflege und -versorgung bei einigen Bewohnern Eifersucht auslösen und bei anderen zu unangemessenem Sexualverhalten führen (Haddad/Benbow, 1993).

Stellen Sie fest, welche Vorgeschichte und Auslöser unangemessenes Sexualverhalten hat und kümmern Sie sich darum.

- Stellen Sie sicher, dass es genügend emotionale Anregung gibt.
- Vermeiden Sie, dass der Betreffende sexuell expliziten Medien oder fehlinterpretierbaren Bemerkungen oder Handlungen von Betreuungspersonen ausgesetzt ist.
- Prüfen Sie, ob Wahnvorstellungen oder ein Gemütsleiden vorliegen.
- Überprüfen Sie, welche Medikamente, wie etwa Levodopa, verordnet wurden, die das Sexualverhalten beeinträchtigen können. Beruhigungs- und Schlafmittel können Verhalten enthemmen.
- Wenden Sie Pflegetechniken an, die körperlichen, umgebungsbedingten und emotionalen Stress auf ein Minimum reduzieren. Jeder Stress, der Agitiertheit oder Aggression auslösen kann, vermag auch sexuell unangemessenes Verhalten auszulösen. Der Beschäftigung mit Sex kann auch Todesangst zugrunde liegen (Philo et al., 1996).
- Berücksichtigen Sie jede Information über früheres unangemessenes Sexualverhalten oder früher erlittenen sexuellen Missbrauch.
- Vermeiden Sie Vorurteile. Vermeiden Sie Überreaktionen und Konfrontation. Reagieren Sie ruhig und fest, während Sie die Person ablenken, neuorientieren und refokussieren (Wlosinski/Diaello, 2001). Bestärken Sie angemessenes Verhalten.
- Wenn die Betätigung nur deshalb unangemessen ist, weil sie öffentlich stattfindet, lenken Sie sie in ein privates Umfeld um. Erläutern Sie behutsam, warum das Verhalten unangemessen ist. Erklären Sie denen, die Zeuge des Verhaltens waren, taktvoll die Situation und beruhigen Sie sie mit Worten wie: «Herr Schmidt hatte vergessen, dass hier noch andere Leute waren.»
- Unangemessenes Sexualverhalten kann auch auf soziale Isolation oder ein Bedürfnis nach Intimität, Aufmerksamkeit oder Zuneigung zurückgehen und lässt sich durch ein erhöhtes Maß an angemessener Zuneigung oder Kontakt modifizieren (Buckwalter, 1995). Dazu gehören Berührung, eine Hand- oder Rückenmassage oder das Angebot einer besänftigenden Aktivität oder von Gegenständen. Natürlich sollten Sie jede dieser körperlichen Interventionen vermeiden, wenn sie kontraproduktiv ist.

- Geben Sie Personen, die Betreuende bei Aktivitäten des täglichen Lebens «begrabschen» Gegenstände in die Hand.
- Überprüfen Sie, ob einer Person, die sich entkleidet oder entblößt, nicht einfach nur zu warm ist, ob sie sich unwohl fühlt, ob die Kleidung nicht ausreichend gehalten wird (Gürtel, Hosenträger), ob sie Wasser lassen muss oder aufgrund einer Hautkrankheit oder einer Koteinklemmung unter Juckreiz am Genitale leidet.
- Es könnte angebracht sein, zu einem Gespräch unter Fachleuten über das Sexualverhalten und sexuelle Frustration anzuregen.
- In einigen Fällen kann eine Beratung oder ein leicht disziplinarisches Vorgehen nötig sein.
- Wenn das unangemessene Verhalten keiner Verhaltensumorientierung zugänglich ist und die ihm zugrunde liegenden Ursachen angegangen wurden, sollten Sie zu einem medizinischen Assessment überweisen. In manchen Fällen ist eine medikamentöse Therapie vorteilhaft, sicher und angemessen.
- Einige schwierige Situationen, wie etwa die einer verheirateten Person, die sich gegenüber einem anderen Bewohner in einer Altenpflegeeinrichtung in einer Weise verhält, wie man es gegenüber einem Ehepartner täte, bedürfen unter Umständen der Beratung zwischen den betroffenen Parteien, dem Management der Einrichtung und einem professionellen Fachberater oder einem Berater.
- Vermeiden Sie es, sexuelle Beleidigungen durch eine Person mit Demenz persönlich zu nehmen. Vermeiden Sie Vorurteile gegenüber sexuell unangemessenem Verhalten und vermeiden Sie es, solchem Verhalten gegenüber Abscheu zu zeigen.

6 Umgang mit gestörtem Schlaf

Faktoren, die bei älteren Menschen mit Demenz den Schlaf stören

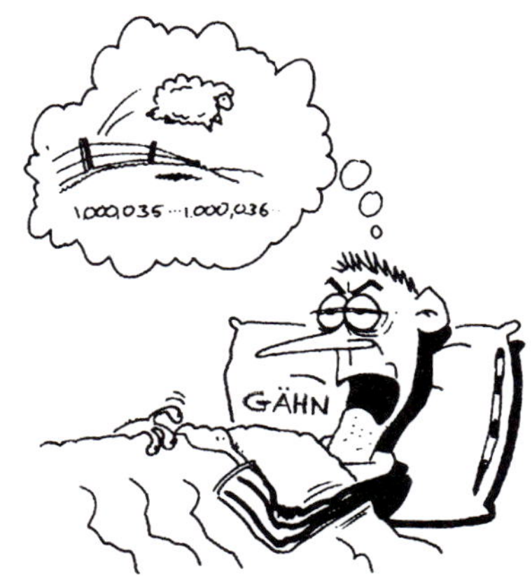

Die Unterteilung des Schlafs in Zyklen der Dunkelheit und des Lichts zerfällt im Alter, was zu einer Abnahme des nächtlichen Schlafs und der Neigung zu Nickerchen am Tag führt. Der Tiefschlaf nimmt erheblich ab und der leichte oder REM-Schlaf nimmt zu. Ein älterer Mensch kann unangemessene Erwartungen an den Schlaf haben. Einsame oder depressive Menschen heißen den Schlaf unter Umständen willkommen, um leere Stunden zu füllen, und Heimpflege kann zu langen Zeiten im Bett führen. Depression und kognitive Störungen können zusätzlich zu einem gestörten Schlaf-Wach-Zyklus beitragen. Außerdem können Menschen mit Alzheimer-Krankheit einen veränderten zirkadianen Schlafrhythmus haben, der sich in zahlreichen Schlaf- und Wachperioden sowie anhand einer höheren Prävalenz der Schlafapnoe manifestiert (Reynolds et al., 1988). Diese Menschen können sich geregelten Schlafroutinen nicht anpassen. Keine dieser Situationen ist eine Indikation zur medikamentösen Therapie. In vielen Fällen sind Behauptungen in Bezug auf unzureichenden Schlaf unzutreffend. Nach diversen Nickerchen am Tag und frühzeitigem Zubettgehen haben ältere Menschen ihre notwendigen sechs Stunden täglichen Schlafs schon lange vor der Zeit erreicht, zu der man normalerweise aufsteht.

Interventionen für einen besseren Schlaf

- Verwenden Sie ein Schlaftagebuch zur Dokumentation des Schlafverhaltens. In vielen Fällen kann es anzeigen, dass der Schlaf ausreicht (Mant/Bearpark, 1990; Bachman, 1992).

- Kümmern Sie sich um Ursachen, die der Schlaflosigkeit zugrunde liegen, wie etwa Schmerz (der oft nicht angegeben wird), Depression (die den Schlaf-Wach-Zyklus stören kann; Folks/Burke, 1998), Psychose, Schlafapnoe, Parkinson-Krankheit, Herzinsuffizienz, Asthma, gastroösophagealer Reflux oder das Restless-Legs-Syndrom.
- Vermeiden Sie es, abends Koffein (Kaffee, Tee, Cola, Schokolade) und Alkohol darzureichen. Getränke mit heißer Milch können von Nutzen sein. Koffein ist ein Stimulans (Brown et al., 1995) und im Körper drei bis vier Stunden lang aktiv (Ancoli-Israel, 1997). Ein Restless-Legs-Syndrom und ein nächtlicher Myoklonus können durch Koffein verstärkt werden.
- Kümmern Sie sich um übermäßigen Hunger oder exzessive Sättigung vor der Schlafenszeit. Ein leichtes Abendessen oder kleine Zwischenmahlzeiten beim Erwachen können von Vorteil sein.
- Vermeiden Sie, dass die Betreffenden abends große Mengen an Flüssigkeit trinken. Ältere Menschen und vor allem diejenigen mit Herzinsuffizienz produzieren das Meiste ihres Urins im Liegen.
- Halten Sie bei dieser Person ein vernünftiges Körpergewicht. Adipositas erhöht die Erschöpfung am Tag und verstärkt die Schlafapnoe.

Mit den neuen Schlaftabletten haben Sie geschlafen wie ein Baby, Herr Arnold.

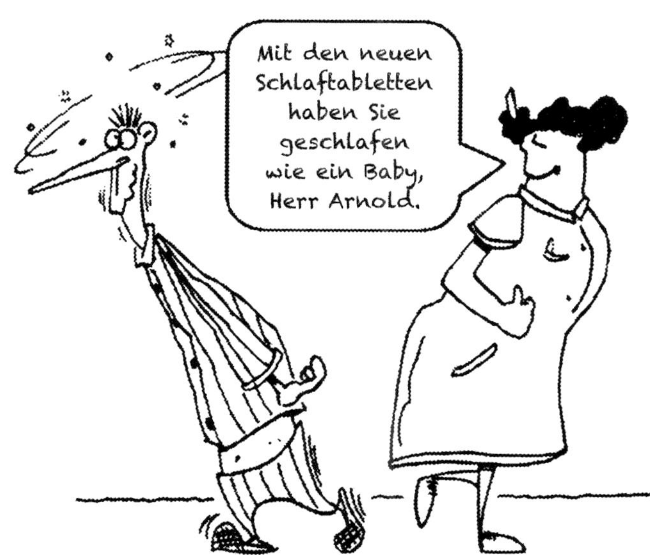

- Sorgen Sie für eine Sichtung der Medikation, um über die Medikamente zu berichten, die die Person einnimmt und die Schlaflosigkeit, Träume oder Albträume verursachen könnten.

- Achten Sie einfühlsam auf individuelle Anforderungen an Schlafenszeiten. Es hilft indessen beim Etablieren eines Schlafrhythmus, täglich zur selben Zeit schlafen zu gehen und aufzustehen. Berücksichtigen Sie besonders bei Menschen mit Demenz lebenslange Schlafrhythmen, wie etwa bei Landwirten oder Schichtarbeitern.

- Halten Sie gehfähige Bewohner von langen Phasen des Wachseins im Bett ab. Fernsehen, Lesen oder Mahlzeiten im Bett können kontraproduktiv sein.

- Der Versuch, den Schlaf zu erzwingen, ist unter Umständen nicht hilfreich. Wenn jemand nachts wach ist, fordern Sie die Person auf, das Bett zu verlassen und eine entspannende Tätigkeit vorzunehmen, bis sie wieder schläfrig ist. Schlagen Sie für solche Aktivitäten ein anderes Umfeld vor.

- Berücksichtigen Sie die Effekte von Nickerchen, die über den Tag verteilt werden. In einigen Fällen können sie abendliche Müdigkeit verringern, aber manche ältere Menschen funktionieren mit einem Nickerchen am Tag besser und schlafen nachts besser (Asplund, 1996).

- Sorgen Sie für entspannende Aktivitäten wie Fernsehen, Videos, Diskussionskreise oder Basteln nach dem Abendbrot, um die Schlafenszeit hinauszuzögern und den Schlaf zu verbessern.

- Eine Rückenabreibung und Entspannungs-CDs fördern erwiesenermaßen den Schlaf (McDowell et al., 1998).

- Ermutigen Sie zu regelmäßiger körperlicher Betätigung, aber nicht zu dicht an der Schlafenszeit.

- Sorgen Sie tagsüber für geistige Anregung.

- Sorgen Sie für ein angenehmes Schlafumfeld.

- Nachtlichter können bei einigen für Beruhigung sorgen, während sie bei anderen den Schlaf stören.

- Es wurde behauptet, Lichttherapie würde bei älteren Menschen mit Demenz gestörten Schlaf normalisieren sowie Agitiertheit und das Sonnenuntergangsphänomen verringern (Mishima et al., 1994; Satlin et al., 1992). Sie umfasst Anwendungen wie etwa einen 2000-Lux-Visor, der jeden Abend beim Fernsehen 30 Minuten lang getragen wird (Cooke et al., 1998). Aus einer neueren Literaturübersicht geht hervor, dass es nicht genügend Belege gibt, um den Wert der Lichttherapie bei Menschen mit Demenz einzuschätzen (Forbes et al., 2004). Es wurde behauptet, eine erhöhte Tageslichtexposition, die die Melatoninproduktion fördert, würde den Schlafrhythmus verbessern (Campbell et al., 1993).
- Bieten Sie Paracetamol an, um des Wohlbefinden zu erhöhen.
- Vermeiden Sie den regelmäßigen Einsatz von Schlaftabletten. Die Nebenwirkungen sind zahlreich und Patienten werden davon abhängig, während ihre schlaffördernde Wirkung rasch nachlässt. Solch eine Therapie muss, wenn nötig, rationiert werden, um die Wirkung zu bewahren.

7 Die Bedeutung von Teamwork, Training und Unterstützung

Teamwork, Training und Unterstützung sind für die Pflege und Versorgung im heimgebundenen Umfeld der Altenpflege grundlegend.

- Verbreiten Sie Informationen über die Bedürfnisse der Person sowie erfolgreiche Interventionen unter allen Mitgliedern des Pflege- und Versorgungsteams. Gelegentlich stößt ein Mitarbeiter auf eine einfache Technik, auf die die Person anspricht, und macht sich nicht klar, dass niemand sonst diese Technik kennt.
- Binden Sie die Familie als Teil des Teams ein, wenn Sie Techniken gegen Stress in der Heimpflege festlegen.
- Nachgeordnetes ebenso wie in vorderster Linie tätiges Pflegepersonal sollte von Spezialtraining profitieren, um Fertigkeiten und Selbstvertrauen in der Pflege und Versorgung von Menschen mit Demenz sowie in der Prävention und im Management stressbedingten Verhaltens zu entwickeln. Viele Betreuungspersonen verstehen unter Umständen weder die Beziehung der kognitiven, verhaltensbezogenen und psychischen Symptome, die sie bei der Diagnose Demenz beobachten, noch den zeitlichen Verlauf der Demenz oder das Bild verlorengegangener oder erhaltener Fähigkeiten. Die Schulung sollte beinhalten, ein Verständnis der Symptome bei der Person zu entwickeln, die sie pflegen beziehungsweise versorgen (Paton et al., 2004). Schulung und Training waren erwiesenermaßen wirksam, um Aggression bei Bewohnern zu verringern und die Sicherheit im Pflegeheim zu erhöhen (Fitzwater/Gates, 2002). Betreuungspersonen in Sensibilität für nonverbale Kommunikation zu trainieren, kann Symptome bei Patienten verringern helfen und auch bei Betreuungspersonen das seelische Wohlbefinden erhöhen (Magai et al., 2002). Des Weiteren kann die Schulung des gesamten in Settings der Heimpflege und -versorgung tätigen Personals potenziell verhindern, dass stärker spezialisierte

(und teurere) Pflege- und Versorgungsdienstleistungen erforderlich sind (Brodaty et al., 2003).

- Wenn nicht allen Betreuungspersonen ein formelles Training angeboten werden kann, nehmen Sie eine speziell ausgebildete Betreuungsperson als Berater.
- Die häufige Kombination von Agitiertheit mit Psychose und Depression bei Menschen mit Demenz spricht dafür, dass Pflegeheimen und kleineren Einrichtungen spezialisierte psychogeriatrische Dienste zur Verfügung stehen müssen (Brodaty et al., 2001).
- Für Menschen mit Demenz zu sorgen, kann lohnenswert und dennoch anstrengend und belastend sein. Stellen Sie sicher, dass das gesamte Personal Unterstützung erhält.

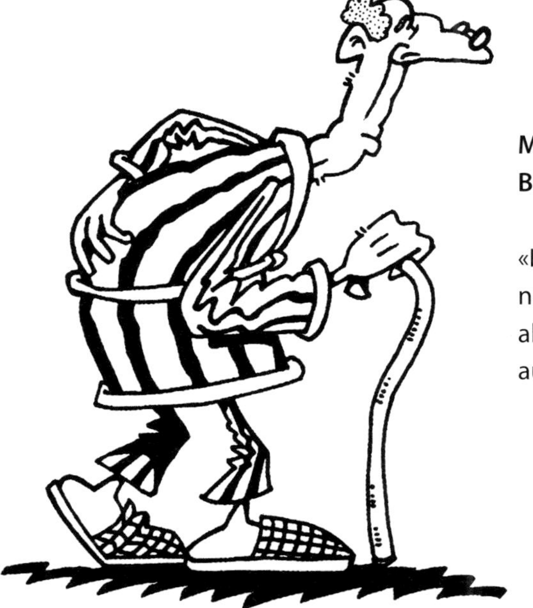

Motto der Betreuungsperson:

«Ich kann weder Körper noch Geist erneuern, aber die Seele kann ich aufleben lassen.»

8 Das PLST-Modell[1]

Jürgen Georg

Merkmale chronischer Verwirrtheit

Im Rahmen des PLST-Modells bündelt Hall (1991) die Merkmale einer chronischen Verwirrtheit in Verbindung mit einer Alzheimer-Demenz in vier Bereiche:

1. bezüglich kognitiv-intellektueller Verluste
2. als affektive oder persönlichkeitsbezogene Veränderungen
3. als planerisch-konative Verluste, die zu einer vorhersagbaren Verringerung des Vermögens führen, funktionelle Fähigkeiten auszuführen und
4. als eine Reduktion der Stressschwelle, die zu Verhaltensstörungen wie Agitiertheit und Panik führt, das heißt Reaktionen zeitigt, die eine plötzliche Verhaltensveränderung mit kognitiv und sozial schwer zugänglichen Verhaltensweisen beinhalten (s. Kasten).

Merkmale chronischer Verwirrtheit bei Alzheimer-Demenzen (Hall, 1991)

- **Kognitive oder intellektuelle Verluste**
  - Gedächtnisverlust
  - initiale oder progressive Degeneration des zerebralen Kortex
  - Verlust des Zeitsinns
  - Unfähigkeit, zu abstrahieren (z. B. Sicherheitserfordernisse verstehen)
  - Unfähigkeit, eine Wahl oder Einscheidung zu treffen
  - Unfähigkeit, Probleme zu lösen oder Begründungen abzugeben
  - gering ausgeprägte Urteilskraft
  - Veränderungen der Wahrnehmung
  - Verlust von Sprachfähigkeiten

1 Der Inhalt dieses Kapitels wurde einem Beitrag in der Zeitschrift NOVA, 12/2009, S. 14–16, entnommen.

- **Affektive oder persönlichkeitsbezogene Verluste**
  - Verlust oder Abschwächung von Affekten
  - verminderte affektive Hemmung, angezeigt durch emotionale Labilität, spontane Kommunikation, Verlust von Taktgefühl, Verlust der Kontrolle über Gefühle
  - Unfähigkeit, Gratifikationen (Wunsch nach Belohnung) zu verzögern
  - verminderte Aufmerksamkeitspanne
  - sozialer Rückzug
  - Verlust der Fähigkeit, andere (die Umgebung und gegebenenfalls sich selbst wiederzuerkennen)
  - zunehmende Selbstbezogenheit
  - asoziale Verhaltensweisen
  - Konfabulation
  - psychotische Reaktionen (Wahnvorstellungen)
  - zunehmende Erschöpfung bei körperlicher/intellektueller Belastung
  - Verlust von Energiereserven

- **Verlust der Planungsfähigkeit**
  - Verlust der generellen Fähigkeit, Aktivitäten zu planen, insbesondere solcher, die Schritte wie Zielsetzung, Organisation und Ausführung erfordern
  - funktionelle Verluste bis hin zu Einschränkungen der ADL (Aktivitäten des täglichen Lebens), meist in der Reihenfolge: Baden, Pflege der äußeren Erscheinung, Kleider auswählen, Ankleiden, Mobilität, Toilettenbenutzung, Kommunizieren und Essen
  - motorische Apraxie (die Unfähigkeit, motorische Aktivitäten bewusst zu planen und zu koordinieren)

- **Zunehmend geringere Stresstoleranzschwelle,** bedingt durch verringerte zerebrale Integration infolge beeinträchtigter Fähigkeit, Reize wahrzunehmen, Bedeutungen zuzuweisen und Reaktionen zu koordinieren
  - Verhaltensweisen charakterisiert durch kognitive und soziale Unzugänglichkeit
  - ruheloses Umhergehen («wandering»)
  - gewalttätige, agitierte oder ängstliche Verhaltensweisen
  - absichtslose Verhaltensweisen
  - Rückzugsverhalten oder Vermeidungsverhalten
  - zwanghaftes Verhalten
  - andere kognitiv oder sozial unzugängliche Verhaltensweisen

Elemente des PLST-Modells

Wie jede andere Person sieht sich ein Mensch mit einer chronischen Verwirrtheit mit täglichen Aufgaben konfrontiert, die es zu bewältigen gilt. Gesunden Menschen fällt es leicht, diese Aufgaben zu bewältigen und sie geraten selten an ihre Belastungsgrenzen. Bei Menschen mit einer chronischen Verwirrtheit, insbesondere im späteren Stadium einer Alzheimer-Demenz, ist diese Belastungsgrenze oder Stresstoleranzschwelle erniedrigt, das heißt, es kann leichter zu ängstlichem Verhalten und stressbedingten Überlastungsreaktionen (s. Kasten) kommen. Im Englischen wird dieses Phänomen als «progressively lowered stress threshold» (PLST) bezeichnet und modellhaft dargestellt.

Ängstliches Verhalten infolge einer Überreizungs- oder Überlastungssituation kann sich zeigen durch:

- zunehmende psychomotorische Aktivitäten
- gesteigerte oder verringerte verbale Äußerungen
- fehlenden Blickkontakt
- Beschwerden, sich unwohl oder nervös zu fühlen oder
- den Versuch, sich aus der belastenden Situation zurückzuziehen.

Das in **Abbildung 8-1** dargestellte PLST-Modell beschreibt sechs Stressoren, die zu Verhaltensstörungen und funktionellen Verlusten führen können:

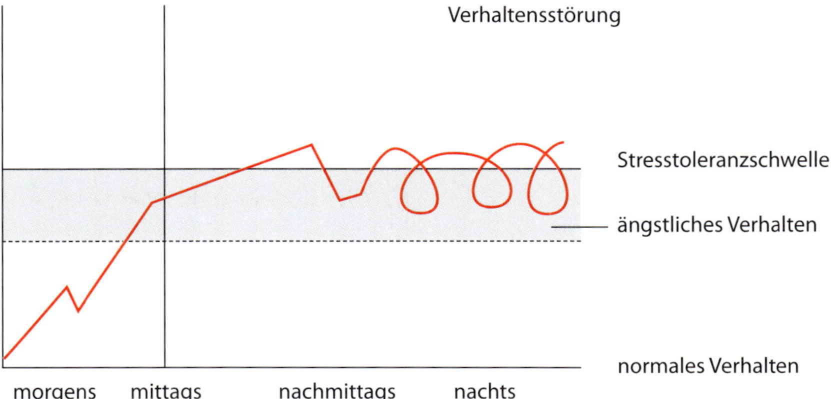

Abbildung 8-1: PLST-Modell der «fortschreitend sich verringernden Stresstoleranzschwelle», bei dem als belastend wahrgenommene Stressoren Betroffene an ihre Belastungsgrenze bringen, worauf sie mit ängstlichem Verhalten und Verhaltensstörungen reagieren. (Quelle: Lindsey/Buckwalter, 2009: 22)

1. Erschöpfung
2. Veränderungen der Umgebung (Urlaub), Routinen (Körperpflege) oder Bezugsperson
3. irreführende, konkurrierende Reize oder unangemessenes Reizniveau (z. B. Lärm, überfülltes Frühstückszimmer, zu langer Besuch, TV, Spiegelbilder, mögliche angstauslösende Abbildungen von Menschen oder Tieren)
4. innere oder äußere Leistungsanforderungen, die die funktionellen Fähigkeiten übersteigen (z. B. Teilnahme an ROT, Körperpflegesituationen, Kleiderauswahl, Sich-Kleiden bei gleichzeitiger Unfähigkeit, sich selbstständig zu kleiden, eine ständig das Verhalten korrigierende Umgebung, die Betroffene auffordert «sich zusammenzureißen», der vergebliche Versuch, verlorene Fähigkeiten wieder zu erlernen, Freiheitsbeschränkungen)
5. körperliche Stressoren wie Schmerzen, Unwohlsein, Infektionen, Reaktionen auf Medikamente, akute Erkrankungen und Depression
6. emotionale Reaktionen auf Verlusterlebnisse (z. B. Nicht-Erkennen oder Verwechseln von Familienangehörigen).

Pflegende können ihre Kenntnis der sechs Stressoren nutzen, um Ursachen von Verhaltensstörungen einzuschätzen und zu ergründen.

Grundannahmen

Der Pflege von Menschen mit chronischer Verwirrtheit nach dem PLST-Modell liegen folgende Annahmen zu Grunde:

- Der Betroffene lebt in einem 24-Stunden-Kontinuum. Seine Pflege und Betreuung können nicht ausschließlich in 8-Stunden-Schichten geplant und evaluiert werden. Wenn zum Beispiel beim Betroffenen Probleme in der Nacht auftreten, wie etwa eine Tag-Nacht-Umkehr, dann müssen Veränderungen während des Tagdienstes vorgenommen werden.
- Ein Betroffener, der agitiert oder verwirrt ist, fühlt sich unwohl und sollte als eine sich ängstigende Person betrachtet werden, die sich vor etwas fürchtet. Alle Betroffenen haben ein Recht darauf, sich wohl zu fühlen.

- Alle Verhaltensweisen haben Ursachen und bedeuten etwas, daher sollten alle stressbezogenen und anderen plötzlichen Verhaltensänderungen ergründet werden.
- Alle Menschen haben den Wunsch, sich selbst und ihre Umgebung unter Kontrolle zu haben und brauchen ein bestimmtes Maß an bedingungsloser Annahme und Wertschätzung ihrer Person.
- Es gibt eine Reihe grundlegender fürsorgender Funktionen, welche die Institution nicht immer anbieten kann, weil sie das Wohl aller Patienten im Auge behalten muss. Daher muss die Institution (Spitex/Heim) sich mit anderen sozialen Strukturen (Familie, Freundeskreis) koordinieren, die solche Bedürfnisse befriedigen, wie etwa die Vorbereitung und Durchführung der Feier eines besonderen religiösen Feiertages.

In der Planung der Pflege von Menschen mit einer chronischen Verwirrtheit können Pflegende Angehörige und Kollegen für die Merkmale einer chronischen Verwirrtheit sensibilisieren, ihnen zeigen, woran sie ängstliches Verhalten oder Verhaltensstörungen erkennen können. Ferner können sie sie dazu anleiten, die möglicherweise auslösenden Stressoren zu verringern. Durch ruhiges, beständiges Handeln und die Aufrechterhaltung einer vertrauten Routine können Angehörige und Pflegende für eine sichere Umgebung sorgen, in der die grundlegenden Bedürfnisse Betroffener befriedigt werden und das Auftreten herausfordernder Verhaltensweisen verringert wird. Die **Abbildung 8-2** zeigt modellhaft, wie Pflegende durch geplante, angepasste Interventionen für einen guten Wechsel zwi-

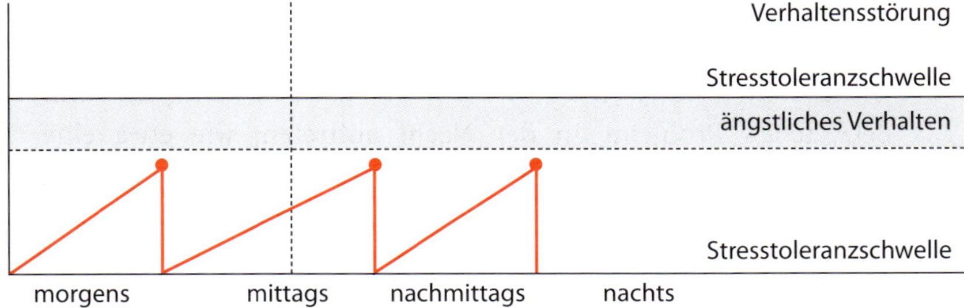

Abbildung 8-2: Geplantes Ruhe- und Aktivierungsangebot zur Vermeidung von überfordernden Stressreaktionen und Verhaltensstörungen bei verwirrten Menschen (Quelle: Gerdner/Hall, 2001, S. 421–441)

schen Ruhe und Aktivierung sorgen und überfordernde Stressreaktionen und Verhaltensstörungen vermeiden können.

Grundsätze

Für die Pflege chronisch verwirrter Menschen mit einer Demenz, bei denen man eine fortschreitend abnehmende Stressschwelle beobachtet, legt das PLST-Modell sechs Prinzipien der Pflege zugrunde (**Tab. 8-1**). Diese Grundsätze dienen als Richtschnur des Handelns, die jedoch der individuellen Bewohnersituation angepasst werden müssen.

Tabelle 8-1: Sechs Pflegeprinzipien des PLST-Modells und daraus ableitbare Interventionen (Quelle: Lindsey/Buckwalter, 2009: 24)

Sechs Pflegeprinzipien	Interventionen
1. Maximieren eines sicheren Funktionierens durch Unterstützung bei Verlusterlebnissen	• ruhig, beständig und mit vertrauter Routine handeln • Vermeiden von Versuchen, den Betroffenen sein Handeln begründen zu lassen oder ihn aufzufordern, sich «mehr anzustrengen» • Vermeiden, neue Fertigkeiten vermitteln zu wollen • Variieren von stark und schwach stimulierenden Reizen • Begrenzen von Wahlentscheidungen entsprechend den Fähigkeiten • Einplanen von Ruheperioden während des Tages • Anpassen von Aktivitäten und Reizen entsprechend den Stressreaktionen • Einschätzen möglicher körperlicher Stressoren (z. B. Harndrang, Hunger, Schmerzen)
2. Anbieten bedingungsloser Wertschätzung und Achtung	• Verwenden einer einfachen, verständlichen Sprache • Anwenden sanfter Berührungen • ausschließen negativer Kommentare oder Korrekturen • Nutzen von Ablenkung oder Annahme anstelle von Auseinandersetzungen • Ermöglichen, Selbstversorgungsaktivitäten mit minimaler Führung und/oder Übernahme von Aktivitäten, nach eigenen Fähigkeiten abzuschließen
3. Nutzen von Angstreaktionen und Vermeidungsverhalten, um Aktivitäten und Anregungen zu steuern	• Achten auf frühe Zeichen ängstlichen Verhaltens wie Wippen mit den Fuß, Hin-und-her-Gehen («pacing»), besorgter Gesichtsausdruck • Dokumentieren der Aktivitäten und Tageszeiten, zu denen ängstliches Verhalten auftrat

Tabelle 8-1: Sechs Pflegeprinzipien des PLST-Modells und daraus ableitbare Interventionen (Quelle: Lindsey/Buckwalter, 2009: 24) *(Fortsetzung)*

Sechs Pflegeprinzipien	Interventionen
4. Anleiten von pflegenden Angehörigen, Patienten zu beobachten und ihnen zuzuhören	• sorgfältig bei wiederholten Ausdrücken oder Jargon hinhören • Achten auf sich wiederholende Verhaltensweisen, die auf Angst hinweisen (z. B. Suchen nach verlorenen Gegenständen)
5. Anpassen der Umgebung, um Betroffene bei Verlusterlebnissen zu unterstützen und deren Gefühl der Sicherheit zu fördern	• Einschätzen der Umgebung auf drohende Gefahren oder Barrieren hin • gefährliche Gegenstände (z. B. Waffen, Elektrowerkzeuge, Reinigungsmittel, Medikamente, Fahrzeuge) unzugänglich aufbewahren • Vereinfachen der Umgebung, um Reize oder Fehlinterpretationen (z. B. durch Spiegel, Bilder, TV oder Unordnung) zu verringern • Anbieten von Orientierungshilfen (z. B. große Uhren, Hinweisschilder, Kalender)
6. Anbieten fortlaufender Beratung, Unterstützung, Versorgung und Problemlösungen	• Überweisen an Beratungsstellen und verweisen auf Ressourcen und für körperliche und mentale Unterstützung in der Gemeinde, bezüglich häuslicher und Tagespflege sowie Selbsthilfe

Interventionen

Neben den oben genannten handlungsleitenden Prinzipien haben sich folgende pflegerische Interventionen als wirksam erwiesen, um bei Menschen mit einer chronischen Verwirrtheit Stressreaktionen und Verhaltensstörungen zu kontrollieren und zu verringern:

- sensorische Stimulation und Förderung durch Musik, tier- und pflanzengestützte Therapie, Aromatherapie, basale Stimulation, Snoezelen, einfache Massagen und rhythmische Einreibungen
- Fördern sozialer Kontakte durch Erinnerungs- oder Reminiszenzarbeit, Gespräche mit Bewohnern, Fototherapie
- strukturierte Tagesaktivitäten
- Unterstützung physikalischer, endogener und sozialer Zeitgeber (Chronopflege) sowie ein strukturiertes Aktivierungsangebot

- Fördern des Wohlbefindens durch Schmerz- und Pruritusmanagement (Hautjucken), Lösung von Hör- und Sehproblemen, unterstützende Lagerungen und Unterstützung bei der Selbstversorgung.

Diese Grundsätze und Interventionen können stressbedingte Reaktionen und Verhaltensstörungen zwar nicht vollständig ausschließen, aber sie können Menschen mit einer Demenz helfen, ein gewisses Maß an Kontrolle über ihr Leben zu behalten.

Literatur

Gerdner L.A., Hall, G.R. (2001): Chronic Confusion. In: Maas M., Buckwalter K. et al.: Nursing Care of Older Adults – Nursing Diagnoses, Outcomes & Interventions. St. Louis: Mosby.

Georg, J.: Ausser Kontrolle geraten. (Das PLST-Modell bei Menschen mit Demenz). NOVA 40 (2009) 12: 14–16

Hall G.R. (1991): Altered thought processes: Dementia. In: Maas M. et al: Nursing diagnoses and interventions for the elderly. Reading: Addison Wesley.

Lind S. (2007): Demenzkranke Menschen pflegen, 2. Aufl. Bern: Verlag Hans Huber.

Lindsey P.L., Buckwalter K.C. (2009): Psychotic Events in Alzheimer's Disease. JGN 35, 8: 20–27.

Literaturverzeichnis zu Kapitel 1 bis 7

Acton, G., Mayhew, P. and Hopkins, B. *et al.* (1999) «Communicating with individuals with dementia: The impaired person's perspective.» *Journal of Gerontological Nursing 25*, 6–13.

Alessi, C.A., Yoon, E.J. and Schnelle, J.F. *et al.* (1999) «A randomized trial of a combined physical activity and environmental intervention in nursing home residents: Do sleep and agitation improve?» *Journal of the American Geriatrics Society 47*, 784–791.

Algase, D.L. (1993) «Wandering: Assessment and intervention.» In P.A. Szwabo and G.T. Grossberg (eds) *Problem Behaviors in Long-term Care: Recognition, Diagnosis and Treatment.* New York: Springer Publishing, pp.163–175.

Algase, D.L., Beck, C. and Kolanowski, A. *et al.* (1996) «Need-driven dementia-compromised behaviour: An alternative view of disruptive behaviour.» *American Journal of Alzheimer's Disease 11*, 10, 12–19.

Allan, K. (ed.) (1994) *Wandering.* Stirling: Dementia Services Development Centre, University of Stirling.

Allen-Burge, R., Stevens, A.B. and Burgio, L.D. (1999) «Effective behavioral interventions for decreasing dementia-related challenging behavior in nursing homes.» *International Journal of Geriatric Psychiatry 14*, 213–232.

American Psychiatric Association (1997) «Practice guidelines for the treatment of patients with Alzheimer's disease and other dementias of late life.» *American Journal of Psychiatry 154*, Suppl 5, s.1–39.

Ancoli-Israel, S. (1997) «Sleep problems in older adults: Putting myths to bed.» *Geriatrics 52*, 20–28.

Anderson, M.A., Wendler, M.C and Congdon, J.C. (1998) «Entering the world of dementia. CNA interventions for nursing home residents.» *Journal of Gerontological Nursing 24*, 31–37.

Archibald, C. (1994) «Food as an activity.» In *Food and Nutrition in the Care of People with Dementia.* Stirling: Dementia Services Development Centre, University of Stirling.

Asplund, R. (1996) «Daytime sleepiness and napping amongst the elderly in relation to somatic health and medical treatment.» *Journal of International Medicine 239*, 261–267.

Bachman, D. (1992) «Sleep disorders with ageing: Evaluation and treatment.» *Geriatrics 47*, 53–61.

Baker J. (2001) «Life-story books for the elderly mentally ill.» *International Journal of Language and Communication Disorders 36*, Suppl 36, s.185–187.

Banazak, D.A. (1996) «Difficult dementia: Six steps to control problem behaviors.» *Geriatrics 51*, 36–42.

Barratt, J. (1999) «Snacks as nutritional support in dementia care.» *Nursing Times 95*, 46–47.

Beattie, E.R., Algase, D.L. and Song, J. (2004) «Keeping wandering nursing home residents at the table: Improving food intake using a behavioral communication intervention.» *Aging and Mental Health 8*, 109–116.

Beck, C.K. (1998) «Psychosocial and behavioral interventions for Alzheimer's disease patients and their families.» *American Journal of Geriatric Psychiatry 6*, Suppl 1, s.41–48.

Beck, C.K. and Shue, V.M. (1994) «Interventions for treating disruptive behavior in demented elderly people.» *Nursing Clinics of North America 29*, 143–155.

Beck, C.K. and Vogelpohl, T.S. (1999) «Problematic vocalizations in institutionalized individuals with dementia.» *Journal of Gerontological Nursing 25*, 17–26.

Bergman-Evans, B. (2004) «Beyond the basics. Effects of the Eden Alternative Model on quality of life issues.» *Journal of Gerontological Nursing 30*, 27–34.

Billing, N. (1996) «Management of agitation in nursing home patients: Treatment options.» *Drugs and Aging 9*, 93–100.

Bird, M. (1998) «Clinical use of preserved learning capacity in dementia.» *Australian Journal of Ageing 17*, 161–166.

Bliwise, D.L. (2000) «Circadian rhythms and agitation.» *Journal of International Psychogeriatrics 12*, Suppl 1, s.143–146.

Bourgeois, M. (1990) «Enhancing conversation skills in Alzheimer's disease using a prosthetic memory aid.» *Journal of Applied Behavioural Science 23*, 29–42.

Brawley, E.C. (1998) «Environment – A silent partner in caring». In M. Kaplan and

S.B. Hoffman (eds) *Behaviours in Dementia: Best Practices for Successful Management.* Baltimore NJ: Health Professionals Press, pp.107–124.

Brocker, P., Benhamidat, T. and Benoit, M. *et al.* (2003) «Nutritional status and Alzheimer's disease: Preliminary results of the REAL.FR study.» *Revista Medica Internationale 24*, Suppl 3, s.314–318.

Brodaty, H., Draper, B.M. and Low, L.F. (2003) «Behavioural and psychological symptoms of dementia: A seven-tiered model of service delivery.» *Medical Journal of Australia 178*, 231–234.

Brodaty, H., Draper, B. and Saab, D. *et al.* (2001) «Psychosis, depression and behavioural disturbances in Sydney nursing home residents: Prevalence and predictors.» *International Journal of Geriatric Psychiatry 16*, 504–512.

Brown, S.L., Salive, M.C. and Pahor, M. *et al.* (1995) «Occult caffeine as a source of sleep problems in an older population.» *Journal of the American Geriatrics Society 43*, 860–864.

Buckwalter, K.C. (1995) «What successful approaches do you use in dealing with sexually aggressive patients/residents? Your turn.» *Journal of Gerontological Nursing 21*, 51–52.

Burgener, S.C., Shimer, R. and Murrell, L. (1993) «Expressions of individuality in cognitively impaired elders. Need for self assessment and care.» *Journal of Gerontological Nursing 19*, 13–22.

Burgio, L. and Fisher, S. (2000) «Application of psychosocial interventions for treating behavioral and psychological symptoms of dementia.» *Journal of International Psychogeriatrics 12*, Suppl 1, s.351–358.

Burgio, L.D., Allen-Burge, R. and Roth, D.L. *et al.* (2001) «Come talk with me: Improving communication between nursing assistants and nursing home residents during care routines.» *Gerontologist 41*, 449–460.

Burgio, L.D., Scilley, K. and Hardin, J. *et al.* (1996) «Environmental ‹white noise›. An intervention for verbally agitated nursing home residents.» *Journal of Gerontology B Psychological Science and Social Science 51*, 354–373.

Burns, A., Ballard, C. and Holmes C. (2002) «Sensory stimulation in dementia.» *British Medical Journal 325*, 1312–1313.

Campbell, S.S., Dawson, D. and Anderson, M.W. (1993) «Alleviation of sleep maintenance insomnia with timed exposure to bright light.» *Journal of the American Geriatrics Society 41*, 829–836.

Cariaga, J., Burgio, L. and Flynn, W. *et al.* (1991) «A controlled study of disruptive vocalizations among geriatric residents in nursing homes.» *Journal of the American Geriatrics Society 39*, 501–507.

Caron, W. and Goetz, D.R. (1998) «A biopsychosocial perspective on behavioral problems in Alzheimer's disease.» *Geriatrics 53*, Suppl 1, s.56–60.

Chapman, A. and Kerr, D. (eds) (1996) *A Person-centered Approach to Care.* Stirling: Dementia Services Development Centre, University of Stirling.

Clare, L., Wilson, B.A. and Carter, G. *et al.* (2000) «Intervening with everyday memory problems in dementia of Alzheimer type: An errorless learning approach.» *Journal of Clinical and Experimental Neuropsychology 22*, 132–146.

Clark, M.E., Lipe, A.W. and Bilbrey, M. (1998) «The use of music to decrease aggressive behaviours in people with dementia.» *Journal of Gerontological Nursing 24*, 10–17.

Cohen-Mansfield, J. (1989) «Agitation in the elderly.» *Geriatric Psychiatry 19*, 101–113.

Cohen-Mansfield, J. (1999) «Measurement of inappropriate behavior associated with dementia. Using direct observation, caregiver ratings, or technological devices for assessment to help understand causes of problem behavior.» *Journal of Gerontological Nursing 25*, 42–51.

Cohen-Mansfield, J. and Billing, N. (1986) «Agitated behaviours in the elderly: A conceptual review.» *Journal of the American Geriatrics Society 34*, 722–727.

Cohen-Mansfield, J., Werner, P. and Marx, M.S. (1990) «Screaming in nursing home residents.» *Journal of the American Geriatrics Society 38*, 785–792.

Connelly, J.E. (1999) «‹Back-rub!›: Reflections on touch.» *The Lancet 354*, Suppl 3, s.1112–1114.

Cooke, K.M., Kreydatus, M.A. and Atherton, A. *et al.* (1998) «The effects of evening light exposure on the sleep of elderly women expressing sleep complaints.» *Journal of Behavioral Medicine 21*, 103–114.

Coulson, J.S. (2000) «Shhh: An expert system for the management of clients with vocally disruptive behaviours in dementia.» *Educational Gerontology 26*, 401–408.

Dawson, P., Kline, K. and Wiancko, D.C. *et al.* (1986) «Preventing excess disability in patients with Alzheimer's disease.» *Geriatric Nursing 6*, 298–301.

Deutsch, L.H. and Rovner, B.W. (1991) «Agitation and other noncognitive abnormalities in Alzheimer's disease.» *Psychiatric Clinics of North America 14*, 341–351.

Doyle, C., Zapparoni, T. and O'Connor, D. *et al.* (1997) «Efficiency of psychosocial treatments for noisemaking in severe dementia.» *International Psychogeriatrics 9*, 405–422.

Draper, B., Brodaty, H. and Low, L.F. (2002) «Types of nursing home residents with self-destructive behaviours: Analysis of the Harmful Behaviours Scale.» *International Journal of Geriatric Psychiatry 17*, 670–675.

Dyck, G. (1997) «Management of geriatric behavior problems.» *Psychiatric Clinics of North America 20*, 165–180.

Espino, D.V., Jules-Bradley, C.A. and Johnston, C.L. *et al.* (1998) «Diagnostic approach to the confused elderly patient.» *American Family Physician 57*, 1358–1366.

Eustace, A., Kidd, N. and Greene, E. *et al.* (2001) «Verbal aggression in Alzheimer's disease. Clinical, functional and neuropsychological correlates.» *International Journal of Geriatric Psychiatry 16*, 858–861.

Feil, N. (1998) *Validation, the Feil Method: How to Help the Disorientated Old-old.* Cleveland, OH: Edward Feil Productions.

Feldt, K.S., Warne, M.A. and Ryden, M.B. (1998) «Examining pain in aggressive cognitively impaired older adults.» *Journal of Gerontological Nursing 24*, 14.

Fitzwater, E.L. and Gates, D.M. (2002) «Testing an intervention to reduce assaults on nursing assistants in nursing homes: A pilot study.» *Geriatric Nursing 23*, 18–23.

Folks, D.G. and Burke, W.J. (1998) «Sedative hypnotics and sleep.» *Clinical Geriatric Medicine 14*, 67–87.

Folstein, M.F., Folstein, S.E. and McHugh, P.R. (1975) «‹Mini-Mental State›: A practical method for grading the cognitive state of patients for the clinician.» *Journal of Psychiatric Research 12*, 189–198.

Forbes, D., Morgan, D.G. and Bangma, J. *et al.* (2004) «Light therapy for managing sleep, behaviour, and mood disturbances in dementia.» *Cochrane Database System Review*, 2:CD003946.

Gerdner, L.A. (2000) «Music, art, and recreational therapies in the treatment of behavioral and psychological symptoms of dementia.» *Journal of International Psychogeriatrics 12*, Suppl 1, s.359–366.

Gibson, F. (ed.) (1991) *The Lost Ones: Recovering the Past to Help their Present.* Stirling: Dementia Services Development Centre, University of Stirling.

Gwynther, L.P. (1985) *Care of Alzheimer's Patients: A Manual for Nursing Home Staff.* Nashville TN: American Health Care Association and Alzheimer's Disease and Related Disorders Association.

Haddad, P.M. and Benbow, S.M. (1993) «Sexual problems associated with dementia: Part 1. Problems and their consequences.» *International Journal of Geriatric Psychiatry 8*, 547–551.

Haffmans, P.M., Sival, R.C., Lucius, S.A. and Cats, Q. *et al.* (2001) «Bright light therapy and melatonin in motor restless behaviour in dementia: A placebo controlled study.» *International Journal of Geriatric Psychiatry 16*, 106–110.

Hall, G.R. (1994) «Caring for people with Alzheimer's disease using the conceptual model of progressively lowered stress threshold in the clinical setting.» *Nursing Clinics of North America 29*, 129–141.

Hall, G.R. and Buckwalter, K.C. (1991) «Whole disease care planning: Fitting the program to the client with Alzheimer's dementia.» *Journal of Gerontological Nursing 17*, 38–41.

Hall, G., Kirschling, M. and Todd, S. (1986) «Sheltered freedom – an Alzheimer's Unit in an ICF.» *Geriatric Nursing 7*, 132–136.

Hart, D.J., Craig, D. and Compton, S.A. *et al.* (2003) «A retrospective study of the behavioural and psychological symptoms of mid and late phase Alzheimer's disease.» *International Journal of Geriatric Psychiatry 18*, 1037–1042.

Herrmann, N. (2001) «Recommendations for the management of behavioral and psychological symptoms of dementia.» *Canadian Journal of Neurological Science 28*, Suppl 1, s.96–107.

Hoeffer, B., Rader, J. and McKenzie, D. *et al.* (1997) «Reducing aggressive behaviour during bathing cognitively impaired nursing home residents.» *Journal of Gerontological Nursing 23*, 16–23.

Hoffman, S.B. (1998a) «Innovations in behaviour management.» In M. Kaplan and S.B. Hoffman (eds) *Behaviours in Dementia: Best Practices for Successful Management.* Baltimore NJ: Health Professionals Press, pp.13–23.

Hoffman, S.B. (1998b) «Nurturing.» In M. Kaplan and S.B. Hoffman (eds) *Behaviours in Dementia: Best Practices for Successful Management.* Baltimore NJ: Health Professionals Press, pp.63–70.

Holden, U. and Chapman, A. (eds) (1994) *«Wait a Minute!» A Practical Guide on Challenging Behaviour and Aggression for Staff Working with Individuals who have Dementia.* Stirling: Dementia Services Development Centre, University of Stirling.

Holmes, C., Hopkins, V. and Hensford, C. *et al.* (2002) «Lavender oil as a treatment for agitated behaviour in severe dementia: A placebo controlled study.» *International Journal of Geriatric Psychiatry 17*, 305–308.

Hutchinson, S., Leger-Krall, S. and Wilson, H.S. (1996) «Toileting. A behavioural challenge in Alzheimer's dementia care.» *Journal of Gerontological Nursing 22*, 19–27.

Hwang, J.P., Tsai, S.J. and Yang, C.H. *et al.* (1999) «Persecutory delusions in dementia.» *Journal of Clinical Psychiatry 60*, 550–553.

Johansson, K., Zingmark, K. and Norberg, A. (1999) «Narratives of care providers concerning picking behavior among institutionalized dementia sufferers.» *Geriatric Nursing 20*, 29–32.

Kaasalainen, S., Middleton, J. and Knezacek, S. *et al.* (1998) «Pain and cognitive status in the institutionalized elderly.» *Journal of Gerontological Nursing 24*, 24–31.

Katz, I.R. (2000) «Agitation, aggressive behavior, and catastrophic reactions.» *Journal of International Psychogeriatrics 12*, Suppl 1, s.119–124.

Kitwood, T. (1997) *Dementia Reconsidered: The Person Comes First.* Bristol PA: Open University Press.

Kydd, P. (2001) «Using music therapy to help a client with Alzheimer's disease adapt to long-term care.» *American Journal of Alzheimer's Disease and Other Dementias 16*, 103–108.

Landreville, P., Bordes, M. and Dicaire, L. *et al.* (1998) «Behavioral approaches for reducing agitation in residents of long-term care facilities: Critical review and suggestions for future research.» *International Psychogeriatrics 10*, 397–419.

Lehninger, F.W., Ravindran, V. and Stewart, J.T. (1998) «Management strategies for problem behaviors in the patient with dementia.» *Geriatrics 53*, 55–75.

Lichtenberg, P.A. and MacNeill, S.E. (1998) «Role of the mental health consultant in behaviour management.» In M. Kaplan and S.B. Hoffman (eds) *Behaviours in Dementia: Best Practices for Successful Management.* Baltimore NJ: Health Professionals Press, pp.71–87.

Low, L.F., Brodaty, H. and Draper, B. (2002) «A study of premorbid personality and behavioural and psychological symptoms of dementia in nursing home residents.» *International Journal of Geriatric Psychiatry 17*, 779–783.

Magai, C., Cohen, C.I. and Gomberg, D. (2002) «Impact of training dementia caregivers in sensitivity to nonverbal emotion signals.» *International Psychogeriatrics 14*, 25–38.

Malone, L. (ed.) (1996) *Mealtimes and Dementia.* Stirling: Dementia Services Development Centre, University of Stirling.

Mansdorf, I.J., Calapai, P. and Caselli, L. *et al.* (1999) «Reducing psychotropic medication usage in nursing home residents: The effects of behaviorally oriented psychotherapy.» *Behavioral Therapist 22*, 21–39.

Mant, A. and Bearpark, H. (1990) «Management of insomnia.» *Australian Prescriber 13*, 51–54.

Matteson, M.A., Linton, F. and Linton, A. (1996) «Wandering behaviors in institutionalized people with dementia.» *Journal of Gerontological Nursing 22*, 39–44.

Mayers, K. and Griffin, M. (1990) «The play project: Use of stimulus objects with demented patients.» *Journal of Gerontological Nursing 16*, 32–37.

McDowell, J.A., Mion, L.C. and Lydon, T.J. *et al.* (1998) «A nonpharmacologic sleep protocol for hospitalized older patients.» *Journal of the American Geriatrics Society 46*, 700–705.

McGillivray, T. and Marland, G.R. (1999) «Assisting demented patients with feeding: Problems in a ward environment.» A review of the literature. *Journal of Advanced Nursing 29*, 608–614.

Meares, S. and Draper, B. (1999) «Treatment of vocally disruptive behaviour of multifactorial aetiology.» *International Journal of Geriatric Psychiatry 14*, 285–290.

Meins, W., Frey, A. and Thiesemann, R. (1998) «Premorbid personality traits in Alzheimer's disease: Do they predispose to noncognitive behavioral symptoms?» *International Psychogeriatrics 10*, 369–378.

Menon, A.S., Gruber-Baldini, A.L. and Hebel, J.R. *et al.* (2001) «Relationship between aggressive behaviors and depression among nursing home residents with dementia.» *International Journal of Geriatric Psychiatry 6*, 139–146.

Mintzer, J.E. and Brawman-Mintzer, O. (1996) «Agitation as a possible expression of generalized anxiety disorder in demented elderly patients: Toward a treatment approach.» *Journal of Clinical Psychiatry 57*, Suppl 17, s.55–63.

Mintzer, J.E., Hoernig, K.S. and Mirski, D.F. (1998) «Treatment of agitation in patients with dementia.» *Clinics of Geriatric Medicine 14*, 147–175.

Mishima, K., Okawa, M. and Hishikawa Y. *et al.* (1994) «Morning bright light therapy for sleep and behavior disorders in elderly patients with dementia.» *Acta Psychiatrica Scandanavia 89*, 1–7.

Morley, J.E. and Miller, D.K. (1993) «Behavioural concomitants of common medical disorders.» In P.A. Szwabo and G.T. Grossberg (eds) *Problem Behaviors in Long-term Care: Recognition, Diagnosis and Treatment.* New York: Springer Publishing, pp.97–109.

Namazi, K.H. and Johnson, B.D. (1996) «Issues related to behavior and the physical environment: Bathing cognitively impaired patients.» *Geriatric Nursing 17*, 234–239.

Neufeld, R.R., Libow, L.S. and Foley, W.J. *et al.* (1999) «Restraint reduction reduces serious injuries to nursing home residents.» *Journal of the American Geriatrics Society 47*, 1202–1207.

Orsulic-Jeras, S., Judge, K.S. and Camp, C.J. (2000) «Montessori-based activities for long-term care residents with advanced dementia: Effects on engagement and affect.» *Gerontologist 40*, 107–111.

Palsson, S., Johannson, B. and Berg, S. *et al.* (2000) «A population study on the influence of depression on neuropsychological functioning in 85-year-olds.» *Acta Psychiatrica Scandanavia 101*, 185–193.

Passafiume, D., Di Giacomo, D. and Giubilei F. (2000) «Reading latency of words and non-words in Alzheimer's patients.» *Cortex 36*, 293–298.

Paton, J., Johnston, K. and Katona, C. *et al.* (2004) «What causes problems in Alzheimer's disease: Attributions by caregivers.» A qualitative study. *International Journal of Geriatric Psychiatry 19*, 527–532.

Peterson, A. and Lantz, M.S. (2001) «Is it Alzheimer's? Neuropsychological testing helps to clarify diagnostic puzzle.» *Geriatrics 56*, 58–59.

Philo, S.W., Richie, M.F. and Kaas, M.J. (1996) «Inappropriate sexual behaviour.» *Journal of Gerontological Nursing 22*, 17–22.

Potkins, D., Myint, P. and Bannister, C. *et al.* (2003) «Language impairment in dementia: Impact on symptoms and care needs in residential homes.» *International Journal of Geriatric Psychiatry 18*, 1002–1006.

Rapp, M.S., Flint, A.J., Herrmann, N. and Proulx, G.B. (1992) «Behavioural disturbances in the demented elderly: Phenomenology, pharmacotherapy and behavioural management.» *Canadian Journal of Psychiatry 37*, 651–657.

Raskind, M.A. (1999) «Evaluation and management of aggressive behaviour in the elderly demented patient.» *Journal of Clinical Psychiatry 60*, Suppl 15, s.45–8.

Reynolds, C., Hock, C.C. and Stack, J. *et al.* (1988) «The nature and management of sleep–wake disturbance in Alzheimer's dementia.» *Psychopharmacological Bulletin 24*, 43–48.

Roberts, C. (1999) «Research in brief: The management of wandering in older people with dementia.» *Journal of Clinical Nursing 8*, 322–324.

Rogers, J.C., Holm, M.B. and Burgio, L.D. *et al.* (1999) «Improving morning care routines of nursing home residents with dementia.» *Journal of the American Geriatrics Society 47*, 1049–1057.

Rubin, E.H., Veiel, L.L. and Kinscherf, D.A. *et al.* (2001) «Clinically significant depressive symptoms and very mild to mild dementia of the Alzheimer type.» *International Journal of Geriatric Psychiatry 16*, 694–701.

Ryan, E.B., Kennaley, D.E. and Pratt, M.W. *et al.* (2000) «Evaluations by staff, residents, and community seniors of patronizing speech in the nursing home: Impact of passive, assertive, or humorous responses.» *Psychology and Aging 15*, 272–285.

Ryden, M.B., Bossenmaier, M. and McLauchlan, C. (1991) «Agressive behaviour in cognitively impaired nursing home residents.» *Nursing and Health, 14*, 87–95.

Satlin, A., Volicer, L. and Ross, V. *et al.* (1992) «Bright light treatment of behavioral and sleep disturbances in patients with Alzheimer's disease.» *American Journal of Psychiatry 149*, 1028–1032.

Shelkey, M. and Lantz, M. (1998) «Promoting behavioral alternatives to psychotropic drug use on a dementia special care unit.» Presentation to the American Geriatrics Society Annual General Meeting. *Journal of American Geriatrics Society 46*, Suppl 9, s.96.

Sherratt, K., Thornton, A. and Hatton, C. (2004) «Emotional and behavioural responses to music in people with dementia: An observational study.» *Aging and Mental Health 8*, 233–241.

Simard, J. (1999) «Making a positive difference in the lives of nursing home residents with Alzheimer disease: The lifestyle approach.» *Alzheimer Disease and Associated Disorders 13*, Suppl 1, s.67–72.

Skovdahl, K., Kihlgren, A.L. and Kihlgren, M. (2003) «Different attitudes when handling aggressive behaviour in dementia – Narratives from two caregiver groups.» *Ageing and Mental Health 7*, 277–286.

Sloane, P.D., Davidson, S. and Knight, N. *et al.* (1999) «Severe disruptive vocalizers.» *Journal of the American Geriatrics Society 47*, 439–445.

Sobel, B.P. (2001) «Bingo vs. physical intervention in stimulating short-term cognition in Alzheimer's disease patients.» *American Journal of Alzheimer's Disease and Other Dementias 16*, 115–120.

Solomon, K. (1993) «Behavioural and psychotherapeutic interventions with residents in the long-term care institution.» In P.A. Szwabo and G.T. Grossberg (eds) *Problem Behaviors in Long-term Care: Recognition, Diagnosis and Treatment.* New York: Springer Publishing, pp.147–162.

Spetor, A., Orrell, M. and Davies, S. *et al.* (2000) «Reality orientation for dementia.» *Cochrane Database System Review*, 2:CD001119.

Swift, M.B., Williams, R.B. and Potter, M.L. (2002) «Behaviour of nursing home residents.» *Journal of Psychological Nursing 40*, 41–45.

Szwabo, P.A. and Boesch, K.R. (1993) «Impact of personality and personality disorders in the elderly.» In P.A. Szwabo and G.T. Grossberg (eds) *Problem Behaviors in Long-term Care: Recognition, Diagnosis and Treatment.* New York: Springer Publishing, pp.59–69.

Tariot, P. (1996) «Treatment strategies for agitation and psychosis in dementia.» *Journal of Clinical Psychiatry 57*, Suppl 14, s.21–29.

Taylor, J.A., Ray, W.H. and Meador, K.G. (1995) *Managing Behavioural Symptoms in Nursing Home Residents. A Manual for Nursing Home Staff. Continuing Education for Nursing Homes in Tennessee.* Nashville TN: Vanderbilt University School of Medicine.

Touhy, T. (2004) «Dementia, personhood and nursing: Learning from a nursing situation.» *Nursing Science Quarterly 17*, 43–49.

Verhey, F.R.J. and Visser, P.J. (2000) «Phenomenology of depression in dementia.» *Journal of International Psychogeriatrics 12*, Suppl 1, s.129–134.

Volicer, L., Harper, D.G. and Manning, B.C. *et al.* (2001) «Sundowning and circadian rhythms in Alzheimer's disease.» *American Journal of Psychiatry 158*, 704–711.

de Vugt, M.E., Stevens, F. and Aalten, P. *et al.* (2004) «Do caregiver management strategies influence patient behaviour in dementia?» *International Journal of Geriatric Psychiatry 19*, 85–92.

Wick, J. and Reid, C. (1997) «Defusing violent and aggressive behaviour in the long-term care setting.» *The Consultant Pharmacist 12*, 1064–1070.

Wlosinski, B. and Diaello, L. (2001) «Treatment of inappropriate sexual behaviour in the cognitively impaired elderly.» Chicago: Lecture. American Society of Consultant Pharmacists 32nd Annual Meeting and Exhibition.

Yakabowich, M. (1990) «Prescribe with care: The role of laxatives in the treatment of constipation.» *Journal of Gerontological Nursing 16*, 4–11.

Zeisel, J., Silverstein, N.M. and Hyde, J. *et al.* (2003) «Environmental correlates to behavioral health outcomes in Alzheimer's special care units.» *Gerontologist 43*, 697–711.

Anhang

Erstellt auf Grundlage der Empfehlungen der Deutschen Alzheimer Gesellschaft e.V., ergänzt durch Jürgen Georg, Elke Steudter, Gaby Burgermeister, Swantje Kubillus und Gerlinde Strunk-Richter (April 2012)

Deutschsprachige Literatur zum Thema «Demenz»

Informationen über das Krankheitsbild und den Umgang mit Demenzkranken

Alzheimer Europe (Hrsg.) (2005): Handbuch der Betreuung und Pflege von Alzheimer-Patienten. 2., aktualisierte und erweiterte Auflage. Stuttgart: Thieme.

Bell V., Troxel D. (2007): Richtig helfen bei Demenz. Ein Ratgeber für Angehörige und Pflegende. 2. Aufl. München: Reinhardt.

Bowlby Sifton C. (2011): Das Demenz-Buch. Ein «Wegbegleiter» für Angehörige und Pflegende. 2., überarbeitete Aufl. Bern: Verlag Hans Huber.

Beyreuther K., Einhäupl K.M., Förstl H., Kurz A. (2002): Demenzen. Grundlagen und Klinik. Stuttgart: Thieme.

Böhme G. (2008): Förderung der kommunikativen Fähigkeiten bei Demenz. Bern: Verlag Hans Huber.

Bredenkamp R., Albota M., Beyreuther K., Bruder J., Kurz A., Langehennig M., Prümel-Philippsen U., Tillmann C., von der Damerau-Dambrowski V., Weller M., Weyerer S. (2008): Die Krankheit frühzeitig auffangen. Bern: Verlag Hans Huber.
Aus der Reihe «Gemeinsam für ein besseres Leben mit Demenz».

Bruhns A., Lakotta B., Pieper D. (Hrsg.) (2010): Demenz: Was wir darüber wissen, wie wir damit leben. München: Deutsche Verlags-Anstalt.

Bundesministerium für Gesundheit: Wenn das Gedächtnis nachlässt. Ratgeber für die häusliche Betreuung demenzkranker älterer Menschen.
Zu bestellen beim BMG, per: E-Mail: publikationen@bundesregierung.de
Telefon: 01805/77 80 90 (kostenpflichtig, 14 Ct./min aus dem dt. Festnetz, abweichende Preise aus den Mobilfunknetzen möglich)
Fax: 01805/77 80 94 (kostenpflichtig. 14 Ct./min aus dem dt. Festnetz, abweichende Preise aus den Mobilfunknetzen möglich)
Schriftlich: Publikationsversand der Bundesregierung, Postfach 48 10 09, DE-18132 Rostock
oder als PDF zum Herunterladen auf http://www.bmg.bund.de.

Bundesministerium für Gesundheit (Hrsg.) (2007): Rahmenempfehlungen zum Umgang mit herausforderndem Verhalten bei Menschen mit Demenz. Berlin: Bundesministerium für Gesundheit.

Buijssen H. (2003): Demenz und Alzheimer verstehen – mit Betroffenen leben. Weinheim: Beltz.

Chapman A., Jackson G. A., McDonald C. (2004): Wenn Verhalten uns herausfordert. Stuttgart: Demenz Support.

de Klerk-Rubin V. (2009): Mit dementen Menschen richtig umgehen, Validation für Angehörige. 2. Aufl. München: Rheinhardt.

Fischer-Börold C., Zettl S. (2006): Demenz. NDR Visite – Die Gesundheitsbibliothek. Hannover: Schlütersche.

Förstl H. (Hrsg.) (2002): Lehrbuch der Gerontopsychiatrie und -psychotherapie. Stuttgart: Thieme.

Förstl H., Kleinschmidt C. (2009): Das Anti-Alzheimer-Buch. Ängste, Fakten, Präventionsmöglichkeiten. München: Kösel-Verlag.

Forstmeier S., Maercker A. (2008): Probleme des Alterns. Göttingen: Hogrefe.

Furtmayr-Schuh A. (2000): Die Alzheimer-Krankheit – das große Vergessen. Stuttgart: Kreuz.

Gutzmann H., Zank S. (2004): Demenzielle Erkrankungen, medizinische und psychosoziale Interventionen. Stuttgart: Kohlhammer Urban.

Hallauer J. F., Kurz A. (Hrsg.) (2002): Weißbuch Demenz. Stuttgart: Thieme.

Hauser U. (2009): Wenn die Vergesslichkeit noch nicht vergessen ist – zur Situation Demenzkranker im frühen Stadium. 2. Aufl. Köln: Kuratorium Deutsche Altershilfe (KDA).

Höhn M. (2004): Häusliche Pflege: … und sich selbst nicht vergessen. Was pflegende Angehörige wissen sollten. Köln: PapyRossa.

Kastner U., Löbach R. (2007): Handbuch Demenz. München: Elsevier.

Klessmann E. (2012): Wenn Eltern Kinder werden und doch die Eltern bleiben. 7. Aufl. Bern: Verlag Hans Huber.

Kompetenznetzwerk Demenzen e. V. (Hrsg.) (2009): Alzheimer und Demenzen verstehen. Der Ratgeber des Kompetenznetzes Demenzen. Diagnose, Behandlung, Alltag, Betreuung. Stuttgart: MVS Medizinverlage.

Krämer G. (2000): Alzheimer-Krankheit. Antworten auf die häufigsten Fragen. Stuttgart: Trias.

Landesinitiative Demenz-Service NRW (Hrsg.) (2005): «Wie geht es Ihnen?» – Konzepte und Materialien zur Einschätzung des Wohlbefindens von Menschen mit Demenz. Köln: KDA.

Leuthe F. (2009): Richtig sprechen mit dementen Menschen. München: Reinhardt.

Mace N. L., Rabins P. V. (2012): Der 36-Stunden-Tag. Die Pflege des verwirrten älteren Menschen, speziell des Alzheimer-Kranken. 6. Aufl. Bern: Verlag Hans Huber.

Martin M., Schelling H. R. (Hrsg.) (2005): Demenz in Schlüsselbegriffen. Bern: Verlag Hans Huber.

Moniz-Cook E., Manthorpe J. (2010): Frühe Diagnose Demenz. Bern: Verlag Hans Huber.

Niemann-Mirmehdi M., Mahlberg R. (2003): Alzheimer – was tun, wenn die Krankheit beginnt? Stuttgart: Trias.

Perrar K. M., Sirsch E., Kutschke A. (2011): Gerontopsychiatrie für Pflegeberufe. 2., aktualisierte und erweiterte Auflage. Stuttgart: Thieme.

Piechotta G. (2008): Das Vergessen erleben. Lebensgeschichten von Menschen mit einer demenziellen Erkrankung. 1. Aufl. Frankfurt a. M.: Mabuse.

Powell J. (2003): Hilfen zur Kommunikation bei Demenz. Köln: Kuratorium Deutsche Altershilfe (KDA).

Powell J. (2002): Hilfen zur Kommunikation bei Demenz. 4. Aufl. Köln: Kuratorium Deutsche Altershilfe (KDA) [vergriffen].

Richter B., Richter R. W. (2004): Alzheimer in der Praxis. Bern: Verlag Hans Huber. *Ärztlicher Ratgeber.*

Riesner Ch. (2010): Menschen mit Demenz und ihre Familien. Das person-zentrierte Bedarfsassessment CarnapD: Hintergründe, Erfahrungen, Anwendungen. Hannover: Schlütersche. [Pflegebibliothek: Wittener Schriften]

Rösner M. (2007): Humor trotz(t) Demenz – Humor in der Altenpflege. Köln: Kuratorium Deutsche Altershilfe (KDA).

Schäfer U. (2004): Demenz – Gemeinsam den Alltag bewältigen. Ein Ratgeber für Angehörige und Pflegende. 1. Aufl. Göttingen: Hogrefe.

Schwarz G. (2009): Basiswissen: Umgang mit demenzkranken Menschen. 1. Aufl. Bonn: Psychiatrie-Verlag.

Stechl E., Steinhagen-Thiessen E., Knüvener C. (2008): Demenz – mit dem Vergessen leben. Ein Ratgeber für Betroffene. 1. Aufl. Frankfurt a. M.: Mabuse.

Steffen N. (2008): Lernstationen: Demenzielle Erkrankungen. Lernzirkel in der Pflegeausbildung. München: Elsevier.

Stiftung Warentest, Verbraucherzentrale Nordrhein-Westfalen (Hrsg.) (2009): Demenz – Hilfe für Angehörige und Betroffene. 2. Aufl. Berlin: Stiftung Warentest.

Tackenberg P., Abt-Zegelin A. (Hrsg.) (2004): Demenz und Pflege: Eine interdisziplinäre Betrachtung. Frankfurt a. M.: Mabuse.

Tönnies I. (2007): Abschied zu Lebzeiten. Wie Angehörige mit Demenzkranken leben. Bonn: Balance Buch- und Medien-Verlag.

Wächtler C. (Hrsg.) (2003): Demenzen – Frühzeitig erkennen, aktiv behandeln, Betroffene und Angehörige effektiv unterstützen. 2. Aufl. Stuttgart: Thieme.

Weidenfelder M. (2004): Mit dem Vergessen leben: Demenz. Verwirrte alte Menschen verstehen und einfühlsam begleiten. Stuttgart: Kreuz.

Whitehouse P. J., George D. (2009): Mythos Alzheimer. Bern: Verlag Hans Huber.

Wojnar J. (2007): Die Welt der Demenzkranken. Leben im Augenblick. 1. Aufl. Hannover: Vincentz-Verlag.

Pflege, Pflegekonzepte

Archibald C. (2007): Menschen im Krankenhaus. Ein Lern- und Arbeitsbuch für Pflegekräfte. Köln: Kuratorium Deutsche Altershilfe (KDA).

Barrick A. L. et al. (2011): Körperpflege ohne Kampf – Personenorientierte Pflege von Menschen mit Demenz. Bern: Verlag Hans Huber.

Böhm E. (2009): Verwirrt nicht die Verwirrten. Neue Ansätze geriatrischer Krankenpflege. 14. Aufl. Bonn: Psychiatrie Verlag.

Bölicke C., Mösle R., Romero B., Sauerbrey G., Schlichting R., Weritz-Hanf P., Zieschang Tania T. (2007): Ressourcen erhalten. Bern: Verlag Hans Huber.
Aus der Reihe «Gemeinsam für ein besseres Leben mit Demenz».

Breuer P. (2009): Visuelle Kommunikation für Menschen mit Demenz. Bern: Verlag Hans Huber.

Brooker D. (2008): Person-zentriert pflegen – Das VIPS-Modell zur Pflege und Betreuung von Menschen mit Demenz. Bern: Verlag Hans Huber.

Buchholz T., Schürenberg A. (2008): Basale Stimulation in der Pflege alter Menschen. 3., überarbeitete und erweiterte Aufl. Bern: Verlag Hans Huber.

Chalfont G. (2010): Naturgestützte Therapie. Tier- und pflanzengestützte Therapie für Menschen mit einer Demenz planen, gestalten und ausführen. Bern: Verlag Hans Huber.

Chapman A., Jackson F. A., McDonald C. (2004): Wenn Verhalten uns herausfordert ...: Ein Leitfaden für Pflegekräfte zum Umgang mit Menschen mit Demenz. Stuttgart: Demenz Support Stuttgart.

Falk J. (2004): Basiswissen Demenz. Lern- und Arbeitsbuch für berufliche Kompetenz und Versorgungsqualität. Weinheim: Juventa.

Feil N. (2007): Validation. 5. Aufl. München: Reinhardt.

Fischer T. (2011): Schmerzeinschätzung bei Menschen mit schwerer Demenz. Bern: Verlag Hans Huber.

Gatterer G., Croy A. (2005): Leben mit Demenz. Heidelberg/Berlin: Springer.

Gauer J. (2009): Du hältst deine Hand über mir. Gottesdienste mit Demenzkranken. Düsseldorf: Patmos.

Grond E. (2009): Pflege Demenzkranker. 4. Aufl. Hannover: Schlütersche.

Gutensohn S. (2000): Endstation Alzheimer? Ein überzeugendes Konzept zur stationären Betreuung. Frankfurt a. M.: Mabuse.

Hammerla M. (2009): Der Alltag mit demenzerkrankten Menschen. Pflege in den verschiedenen Phasen der Erkrankung. München/Jena: Elsevier, Urban & Fischer.

Hegedusch E. und L. (2007): Tiergestützte Therapie bei Demenz. Hannover: Schlütersche.

Höwler E. (2008): Herausforderndes Verhalten bei Demenz. Stuttgart: Kohlhammer.

Innes A. (Hrsg.) (2004): Die Dementia Care Mapping Methode (DCM). Bern: Verlag Hans Huber [vergriffen].

Jenkins D. (2006): Der beste Anzug. Hautpflege bei Menschen mit Demenz. Köln: Kuratorium Deutsche Altershilfe (KDA).

Kasten E., Utecht C., Waselewski M. (2004): Den Alltag demenzerkrankter Menschen neu gestalten. Hannover: Schlütersche.

Kitwood T. (2008): Demenz. Der person-zentrierte Ansatz im Umgang mit verwirrten Menschen. 5. Aufl. Bern: Verlag Hans Huber.

Killick J., Craig C. (2013): Kreativität und Kommunikation bei Menschen mit Demenz. Bern: Verlag Hans Huber.

König J., Zemlin C. (2008): 100 Fehler im Umgang mit Menschen mit Demenz und was Sie dagegen tun können. Hannover: Schlütersche.

Kolb C. (2003): Nahrungsverweigerung bei Demenzkranken. PEG-Sonde – ja oder nein? Frankfurt a. M.: Mabuse.

Kostrzewa S. (2010): Palliative Pflege von Menschen mit Demenz. 2. Aufl. Bern: Verlag Hans Huber.

Kuhlmann A. (2005): Case Management für demenzkranke Menschen. Eine Betrachtung der gegenwärtigen praktischen Umsetzung. Münster: LIT-Verlag.

Kuhn D., Verity J. (2012): Die Kunst der Pflege von Menschen mit einer Demenz. Bern: Verlag Hans Huber.

Kuratorium Deutsche Altershilfe (2001): Qualitätshandbuch Leben mit Demenz. Köln: KDA.

Kuratorium Deutsche Altershilfe (2008): DazugeHÖREN. Türen öffnen zu hörgeschädigten Menschen mit Demenz. Köln: KDA.

Marshall M., Allan K. (2011): «Ich muss nach Hause» – Ruhelos umhergehende Menschen mit einer Demenz verstehen. Bern: Verlag Hans Huber.

Morton I. (2002): Die Würde wahren – Personzentrierte Ansätze in der Betreuung von Menschen mit Demenz. Stuttgart: Klett-Cotta.

Münch M., Schwermann M. (2007): Professionelles Schmerzassessment bei Menschen mit Demenz. Stuttgart: Kohlhammer.

Plemper B., Beck G., Freter H.-J., Gregor B., Gronemeyer R., Hafner I., Klie T., Pawletko K.-W., Rudolph J., Schnabel E., Steiner I., Trilling A., Wagner J. (2007): Gemeinsam betreuen. Bern: Verlag Hans Huber.
Aus der Reihe «Gemeinsam für ein besseres Leben mit Demenz».

Richter B., Richter R.W. (2004): Alzheimer in der Praxis. Bern: Verlag Hans Huber. *Ärztlicher Ratgeber.*

Robert Bosch Stiftung (Hrsg.) (2007): Gemeinsam für ein besseres Leben mit Demenz – Gesamtausgabe. Bern: Verlag Hans Huber.

Sachweh S. (2008): Spurenlesen im Sprachdschungel. Kommunikation und Verständigung mit demenzkranken Menschen. Bern: Verlag Hans Huber.

Schindler U. (Hrsg.) (2003): Die Pflege demenziell Erkrankter neu erleben. Mäeutik im Praxisalltag. Hannover: Vincentz.

Staack S. (2004): Milieutherapie, Ein Konzept zur Betreuung demenziell Erkrankter. Hannover: Vincentz.

Tackenberg P., Abt-Zegelin A. (2004): Demenz und Pflege. Eine interdisziplinäre Betrachtung. Frankfurt a. M.: Mabuse.

van der Kooij C. (2007): «Ein Lächeln im Vorübergehen». Erlebensorientierte Altenpflege mit Hilfe der Mäeutik. Bern: Verlag Hans Huber.

van der Kooij C. (2010): Das mäeutische Pflege- und Betreuungsmodell. Bern: Verlag Hans Huber.

Verbraucher-Zentrale Nordrhein-Westfalen e.V. (2003): Pflegende Angehörige – Balance zwischen Fürsorge und Entlastung. Düsseldorf: Verbraucher-Zentrale NRW.

Weissenberger-Leduc M. (2009): Palliativpflege bei Demenz. Ein Handbuch für die Praxis. Wien: Springer.

Wissmann P. et al. (2007): Demenzkranken begegnen. Bern: Verlag Hans Huber.
Aus der Reihe «Gemeinsam für ein besseres Leben mit Demenz».

Demenz und Zivilgesellschaft

Demenz Support Stuttgart (Hrsg.) (2010): «Ich spreche für mich selbst» – Menschen mit Demenz melden sich zu Wort. Frankfurt a. M.: Mabuse.

Taylor R. (2011): Der moralische Imperativ des Pflegens. Bern: Verlag Hans Huber.

Wissmann P., Gronemeyer R. (2008): Demenz und Zivilgesellschaft – Eine Streitschrift. Frankfurt a. M.: Mabuse.

Beschäftigung, Training, Erinnern

Bayerisches Staatsministerium für Arbeit und Sozialplanung, Familie und Frauen (2006): Musizieren mit dementen Menschen. Ratgeber für Angehörige und Pflegende. München: Reinhardt.

Becker J. (1999/2001): «Die Wegwerfwindel auf der Wäscheleine» und «Gell, heut geht's wieder auf die Rennbahn» – Die Handlungslogik dementer Menschen wahrnehmen und verstehen. afw-Arbeitshilfe Demenz I und II. Darmstadt: Arbeitszentrum für Fort- und Weiterbildung im Elisabethenstift. (Pädagogische Akademie Elisabethenstift gGmbH, Stiftstr. 14, DE-64287 Darmstadt, Tel. 0049 (0)6151 4095-100, E-Mail: pae@elisabethen-stift.de, Internet: http://elisabethenstift.de).

Bell V., Troxel D., Tonya C., Hamon R. (2007): So bleiben Menschen mit Demenz aktiv. 17 Anregungen nach dem Best-Friends-Modell. München: Reinhardt.

Bendlage R., Nix A., Schützendorf E., Wölfel A. (2009): Gärten für Menschen mit Demenz und Alzheimer. Stuttgart: Ulmer.

Friese A. (2007): Sommerfrische. 28 Kurzaktivierungen im Sommer für Menschen mit Demenz. Hannover: Vincentz.

Friese A. (2008): Herbstvergnügen. 28 Kurzaktivierungen im Herbst für Menschen mit Demenz. Hannover: Vincentz.

Friese A. (2009): Frühlingsgefühle. 28 Kurzaktivierungen im Frühling für Menschen mit Demenz. Hannover: Vincentz.

Gatz S., Schäfer L. (2002): Themenorientierte Gruppenarbeit mit Demenzkranken. 24 aktivierende Stundenprogramme. Weinheim: Beltz.

Joppig W. (2004): Gedächtnistraining mit dementen Menschen. Troisdorf: Bildungsverlag Eins.

Kiefer B., Rudert B. (2007): Der therapeutische Tischbesuch, TTB – die wertschätzende Kurzzeitaktivierung. Hannover: Vincentz.

Kleindienst J., Rath B. (2011): Momente des Erinnerns. Auswahl: Vorlesebücher für die Altenpflege. Bd. 3 und 4. Berlin: Zeitgut.

Kuratorium Deutsche Altershilfe (Hrsg.) (2007): Tiere öffnen Welten. Leitlinien zum fachgerechten Einsatz von Hunden, Katzen und Kaninchen in der Altenhilfe. Köln: KDA.

Meier E., Teschauer W. (2009): Reise ins unbekannte Land. Bildgestaltung mit demenzkranken Menschen. Norderstedt: Books on Demand.

Midi-Music-Studio: Da klingt dein Herz. Senioren singen mit. CD und Textbuch. Zu beziehen über Midi-Music-Studio, Tel: 0049 (0)54 05-33 21, www.mm-studio.eu.

Möllenhoff H., Weiß M., Heseker H. (2005): Muskeltraining für Senioren. Ein Trainingsprogramm zum Erhalt und zur Verbesserung der Mobilität mit CD. Hamburg: Behr's Verlag.

Oswald W.D., Ackermann A. (2009): Kognitive Aktivierung mit SimA-P: Selbständig im Alter. Wien: Springer.

Radenbach J. (2009): Aktiv trotz Demenz. Handbuch für die Aktivierung und Betreuung von Demenzerkrankten. Hannover: Schlütersche.

Schmidt-Hackenberg U. (1996): Wahrnehmen und Motivieren. Die 10-Minuten-Aktivierung für die Begleitung Hochbetagter. Hannover: Vincentz.

Schmidt-Hackenberg U. (2003): Zuhören und Verstehen. Warum man im Januar Brezel aß und im Juli nicht zur Ruhe kam... Hannover: Vincentz.

Schmidt-Hackenberg U. (2004): Anschauen und Erzählen, Gedankenspaziergänge mit demenziell Erkrankten. Hannover: Vincentz.

Strätling U. (2011): Als die Kaffeemühle streikte. Geschichten zum Vorlesen für demenzkranke Menschen. Köln: Kuratorium Deutsche Altershilfe (KDA), auch zu beziehen über: www.geschichtenfuerdemenzkranke.de.

Sulser R. (2010): Ausdrucksmalen für Menschen mit Demenz. 3. Aufl. Bern: Verlag Hans Huber.

Tageszentrum Wetzlar: Lieder-CDs und dazugehörige Liederbücher (Volkslieder, Schlager, Weihnachts- und Kirchenlieder etc. – instrumental und/oder mit Gesang. Zu beziehen über das Tageszentrum am Geiersberg, Geiersberg 15, DE-35578 Wetzlar, Tel. 0049 (0)6441 4 37 42; www.tageszentrum-am-geiersberg.de.

Wissmann P. (Hrsg.) (2004): Werkstatt Demenz. Hannover: Vincentz.

Reminiszenztherapie, Biografiearbeit, Erinnerungspflege

Enßle J. (2010): Demenz und Biografiearbeit. Hamburg: Diplomica-Verlag.

Fotokiste zur Biografiearbeit mit dementen Menschen. Box mit Begleitbuch «Leitfaden zur Biografiearbeit». Hannover: Vincentz 2003.

Höwler E. (2011): Biografie und Demenz. Stuttgart: Kohlhammer.

Lambrecht J. (2004): Jule. Geschichten, wie die heute alten Menschen ihre Kindheit erlebten Hannover: Vincentz.

Medebach D. (2011): Filmische Biographiearbeit im Bereich Demenz: Eine soziologische Studie über Interaktion, Medien, Biographie und Identität in der stationären Pflege. Berlin, Münster: Lit Verlag.

Oswald W.D., Ackermann A. (2009): Biographieorientierte Aktivierung mit SimA-P: Selbständig im Alter. Wien: Springer.

Rath B. (2010): Vorlesebücher für die Altenpflege: Momente des Erinnerns. Zeitzeugen erzählen von früher. Bd. 1 und 2. Berlin: Zeitgut.

Schweitzer P., Bruce E. (2010): Das Reminiszenz-Buch – Praxishandbuch zur Biografie- und Erinnerungsarbeit mit alten Menschen. Bern: Verlag Hans Huber.

Stuhlmann W. (2004): Demenz – wie man Bindung und Biographie einsetzt. München: Reinhardt.

Trilling A., Bruce E., Hodgson S., Schweitzer P. (2001): Erinnerungen pflegen. Unterstützung und Entlastung für pflegende und Menschen mit Demenz. Hannover: Vincentz.

Ernährung

Bayerisches Staatsministerium für Arbeit und Sozialordnung, Familie und Frauen (2007): Ratgeber für die richtige Ernährung bei Demenz. 2. Aufl. München: Reinhardt.

Borker S. (2002): Nahrungsverweigerung in der Pflege. Bern: Verlag Hans Huber.

Crawley H. (2008): Essen und Trinken bei Demenz. Köln: Kuratorium Deutsche Altershilfe (KDA).

Deutsche Expertengruppe Dementenbetreuung e. V. (DED): Die Ernährung Demenzkranker in stationären Einrichtungen, 1. Aufl. 2005.
Deutsche Expertengruppe Dementenbetreuung e. V., c/o Alzheimer Gesellschaft Bochum, Universitätsstr. 77, DE-44789 Bochum; Tel.: 0049 (0)3221 105 6979
E-Mail: info@demenz-ded.de; Internet: http://www.demenz-ded.de/.

Kolb Ch. (2003): Nahrungsverweigerung bei Demenzkranken. PEG-Sonde – ja oder nein? 3. Aufl. Frankfurt a. M.: Mabuse.

Menebröcker C., Rebbe J., Gross A. (2008): Kochen für Menschen mit Demenz. Norderstedt: Herstellung und Verlag: Books on Demand GmbH.

Rückert W. et al. (2007): Ernährung bei Demenz. Bern: Verlag Hans Huber.
Aus der Reihe «Gemeinsam für ein besseres Leben mit Demenz».

Wohnen und Pflegeheim

Alzheimer-Gesellschaft Brandenburg e. V. (2009): Leben wie ich bin. Menschen mit Demenz in Wohngemeinschaften – selbst organisiert und begleitet. Ein Leitfaden und mehr, Potsdam.
Bestellung über Alzheimer-Gesellschaft Brandenburg, Tel: 0049 (0)331 704 3747;
E-Mail: denkert@alzheimer-brandenburg.de, www.alzheimer-brandenburg.de.

Bär M. (2008): Demenzkranke Menschen im Pflegeheim besser begleiten. Arbeitshilfe für die Entwicklung und Umsetzung von Pflege- und Betreuungskonzepten. Herausgegeben vom Diakonischen Werk Württemberg. 2., aktualisierte Auflage. Hannover: Schlütersche.

Chalfont G. (2010): Naturgestützte Therapie. Tier- und pflanzengestützte Therapie für Menschen mit einer Demenz planen, gestalten und ausführen. Bern: Verlag Hans Huber.

Dettbarn-Reggentin J., Reggentin H., Risse T. (2009): Alternative Wohnformen für Menschen mit demenziellen, geistigen und körperlichen Einschränkungen. Konzepte, Finanzierung, Betreuung, Praxisbeispiele. Merching: Forum Gesundheitsmedien.

Dürrmann P. (Hrsg.) (2001): Besondere stationäre Dementenbetreuung I. Hannover: Vincentz.

Dürrmann P. (Hrsg.) (2005): Besondere stationäre Dementenbetreuung II. Konzepte, Kosten, Konsequenzen. Hannover: Vincentz.

Gutensohn S. (2000): Endstation Alzheimer? Ein überzeugendes Konzept zur stationären Betreuung. Frankfurt a. M.: Mabuse.

Heeg S., Bäuerle K. (2004): Freiräume – Gärten für Menschen mit Demenz. Stuttgart: Demenz-Support Stuttgart.

Heeg S., Bäuerle K. (2008): Heimat für Menschen mit Demenz. Aktuelle Entwicklungen im Pflegeheimbau – Beispiele und Nutzungserfahrungen. Frankfurt a. M.: Mabuse.

Held C., Ermini-Fünfschilling D. (2004): Das demenzgerechte Heim. Lebensraumgestaltung, Betreuung und Pflege für Menschen mit Alzheimerkrankheit. Basel: Karger.

Klie T. (Hrsg.) (2002): Wohngruppen für Menschen mit Demenz. Hannover: Vincentz.

Kuhn C., Radzey B. (2005): Demenzwohngruppen einführen. Ein Praxisleitfaden für die Konzeption, Planung und Umsetzung. Stuttgart: Demenz Support Stuttgart, Zentrum für Informationstransfer.

Kuratorium Deutsche Altershilfe (Hrsg.) (2009): Licht + Farbe: Wohnqualität für ältere Menschen. Köln: KDA.

Planer K. (2010): Haus- und Wohngemeinschaften – Neue Pflegekonzepte für innovative Versorgungsformen. Bern: Verlag Hans Huber.

Staack S. (2004): Milieutherapie. Ein Konzept zur Betreuung demenziell Erkrankter. Hannover: Vincentz.

Weyerer S., Schäufele M. (2006): Demenzkranke Menschen in Pflegeeinrichtungen. Stuttgart: Kohlhammer.

Winter P., Genrich R., Haß P. (2002): KDA-Hausgemeinschaften. Die 4. Generation des Altenpflegeheimbaus. Eine Dokumentation von 34 Projekten. BMG Modellprojekte Bd. 9, 2001/2002. Köln: Kuratorium Deutsche Altershilfe (KDA).

Technische Unterstützung

Heeg S., Heusel C., Kühnle E., Külz S., von Lützau-Hohlbein H., Mollenkopf H., Oswald F., Pieper R., Rienhoff O., Schweizer R. (2007): Technische Unterstützung. Bern: Verlag Hans Huber.
Aus der Reihe «Gemeinsam für ein besseres Leben mit Demenz».

Beratung und Unterstützung für Angehörige (wissenschaftliche Beiträge)

Engel S. (2006): Alzheimer und Demenzen – Unterstützung für Angehörige. Die Beziehung erhalten mit dem neuen Konzept der einfühlsamen Kommunikation. Stuttgart: MVS Medizinverlage.

Hedtke-Becker A., Steiner-Hummel I., Wilkening K., Arnold K. (2000): Angehörige pflegebedürftiger alter Menschen – Experten im System häuslicher Pflege. Eine Arbeitsmappe. Frankfurt a. M. Deutscher Verein für Öffentliche und Private Fürsorge.

Franke L. (2006): Demenz in der Ehe. Über die verwirrende Gleichzeitigkeit von Ehe- und Pflegebeziehung. Frankfurt a. M.: Mabuse.

George W., George U. (2003): Angehörigenintegration in der Pflege. München: Reinhardt.

Lipinska D. (2010): Menschen mit Demenz personzentriert beraten. Bern: Verlag Hans Huber.

Perrig-Chiello P., Höpflinger F. (2012): Pflegende Angehörige älterer Menschen. Bern: Verlag Hans Huber.

Wadenpohl S. (2008): Demenz und Partnerschaft. Freiburg i. Br.: Lambertus.

Wilz G., Adler C., Gunzelmann T. (2001): Gruppenarbeit mit Angehörigen von Demenzkranken. Leitfaden. Göttingen: Hogrefe.

Woods B., Keady J., Seddon D. (2009): Angehörigenintegration. Beziehungszentrierte Pflege und Betreuung von Menschen mit Demenz. Bern: Verlag Hans Huber.

Zeisel J. (2011): «Ich bin noch hier!» Bern: Verlag Hans Huber.

Erfahrungsberichte, Tagebücher und Prosa

Alzheimer-Gesellschaft Berlin, Christa Matter, Noel Matoff (Hrsg.). (2009). «Ich habe Fulsheimer». Angehörige und ihre Demenzkranken. 1. Aufl. Hamburg/München: Dölling und Galitz Verlag.

Andersson B. (2007): Am Ende des Gedächtnisses gibt es eine andere Art zu leben. München: Brunnen.

Anonymus (2007): Wohin mit Vater? Ein Sohn verzweifelt am Pflegesystem. Frankfurt a. M.: Fischer.

Basting A. D. (2012): Das Vergessen vergessen. Bern: Verlag Hans Huber.

Bayley J. (2002): Elegie für Iris. Taschenbuch zum Film. München: dtv.

Bernlef J. (2007): Bis es wieder hell ist. München: Nagel & Kimche.

Blasius C. (2002): Gestern war kein Tag. Bielefeld: Verlag Neues Literaturkontor.

Braam S. (2008): «**Ich habe Alzheimer**». Wie die Krankheit sich anfühlt. Weinheim: Beltz-Verlag.

Bryden C. (2011): Mein Tanz mit der Demenz – Trotzdem positiv Leben. Bern: Verlag Hans Huber.

Degnaes B. (2006): Ein Jahr wie tausend Tage. Ein Leben mit Alzheimer. Düsseldorf: Walter.

Forster M. (2006): Ich glaube, ich fahre in die Highlands. 10. Aufl. Frankfurt a. M.: Fischer.

Ganß M. (2009): Demenz-Kunst und Kunsttherapie. Künstlerisches Gestalten zwischen Genius und Defizit. Frankfurt a. M.: Mabuse.

Genova L. (2009): Mein Leben ohne gestern. Bergisch Gladbach: Bastei Luebbe.

Held W. (2000): Uns hat Gott vergessen. Tagebuch eines langen Abschieds. Bucha bei Jena: Quartus-Verlag.

Hummel K. (2009): Gute Nacht, Liebster. 3. Aufl. Bergisch Gladbach: Bastei Lübbe.

Jens T. (2009): Demenz. Abschied von meinem Vater. 3. Aufl. Gütersloh: Gütersloher Verlagshaus.

Klessmann E. (2012): Wenn Eltern Kinder werden und doch die Eltern bleiben. 7. Aufl. Bern: Verlag Hans Huber.

Lambert M. (2000): Mutter … Aufarbeitung einer Beziehung. Toppenstedt: Schmitz.

Maurer K., Maurer U. (2009): Alzheimer und Kunst. Carolus Horn – Wie aus Wolken Spiegeleier werden. Frankfurt a. M.: Frankfurt University Press.

Offermans C. (2007): Warum ich meine demente Mutter belüge. München: Kunstmann.

Obermüller K. (Hrsg.) (2006): Es schneit in meinem Kopf. Erzählungen über Alzheimer und Demenz. München: Nagel & Kimche.

Rohra H. (2012): Aus dem Schatten treten. Warum ich mich für unsere Rechte als Demenzbetroffene einsetze. Frankfurt a. M.: Mabuse.

Schänzle-Geiger H., Dammann G. (2009): Alois und Auguste. Alzheimer und Demenz – Geschichten über das Vergessen. Frauenfeld: Huber.

Snyder L. (2011) Wie sich Alzheimer anfühlt. Bern: Verlag Hans Huber.

Suter M. (1999): Small World. Zürich: Diogenes.
Kriminalroman.

Taylor R. (2010): Alzheimer und Ich. – Leben mit Dr. Alzheimer im Kopf. 2. Aufl. Bern: Verlag Hans Huber.

Taylor R. (2011): Im Dunkeln würfeln (Bild-Text-Band). Bern: Verlag Hans Huber.

Taylor R. (2011): Der moralische Imperativ des Pflegends. Bern: Verlag Hans Huber.

Veld E. (2000): Klein, still & weiß. Frankfurt a. M.: Fischer.

Vilsen L. (2000): Die versunkene Welt der Lucie B. – Das Leben mit meiner alzheimerkranken Frau. Stuttgart: Urachhaus.

Von Rotenhan E. (2009): Paradies im Niemandsland: Alzheimer. Eine literarische Annäherung. Stuttgart: Radius-Verlag.

Zander-Schneider G. (2006): Sind Sie meine Tochter? Leben mit meiner alzheimerkranken Mutter. Reinbek bei Hamburg: Rowohlt.

Zimmermann C., Wissmann P. (2011): Auf dem Weg mit Alzheimer. Wie sich mit einer Demenz leben lässt. Frankfurt a. M.: Mabuse.

Bücher für Kinder und Jugendliche

Abeele van den V., Dubois C. K. (2007): Meine Oma hat Alzheimer. Gießen: Brunnen-Verlag.
Ab 5 Jahre.

Alzheimer Europe (Hrsg.) (2007): Liebe Oma. Luxembourg: Alzheimer Europe. 3. Aufl.
7–12 Jahre; Deutsche Alzheimer Gesellschaft e. V.

Hula S. (2006): Oma kann sich nicht erinnern. Wien: Dachs-Verlag.
Ab 8 Jahre.

Körner-Armbruster A. M. (2009): Oma Lenes langer Abschied. Mötzingen: sommer-wind-verlag.
Ab 5 Jahre.

Kuijer G. (2007): Ein himmlischer Platz. Hamburg: Verlag Friedrich Oetinger.
Ab 10 Jahre.

Langston L., Gardiner L. (2004): Omas Apelkuchen. Kiel: Friedrich Wittig Verlag.
3–5 Jahre.

Messina L. (2005): Opa ist … Opa! Frankfurt a. M.: Kinderbuchverlag Wolff.
Ab 3 Jahre.

Mueller D. (2006): Herbst im Kopf. Meine Omi Anni hat Alzheimer. Wien: Annette Betz Verlag.
Ab 4 Jahre.

Musgrove M. (2010): Als Opa alles auf den Kopf stellte. Weinheim: Beltz & Gelberg.

Nilsson U., Eriksson E. (2008): Als Oma seltsam wurde. Bilderbuch. Frankfurt a. M.: Moritz-Verlag.

Park B. (2003): Skelly und Jake. Gütersloh: C. Bertelsmann Verlag.
10–16 Jahre.

van Kooij R. (2007): Nora aus dem Baumhaus. Wien: Jungbrunnen.

Vendel van de E. (2004): Was ich vergessen habe. Hamburg: Carlsen Verlag.
6–12 Jahre.

Vendel van de E., Gordon I. (2006): Anna Maria Sofia und der kleine Wim. Hamburg: Carlsen Verlag.
Ab 4 Jahre.

Medizinische Fachliteratur

Beyreuther K. et al. (2002): Demenzen. Grundlagen und Klinik. Stuttgart: Thieme.

Förstl H. (Hrsg.) (2002): Lehrbuch der Gerontopsychiatrie und -psychotherapie. 2. Aufl. Stuttgart: Thieme.

Gutzmann H., Zank S. (2004): Demenzielle Erkrankungen, medizinische und psychosoziale Interventionen. Stuttgart: Kohlhammer.

Kastner U., Löbach I. (2007): Handbuch Demenz. München: Urban & Fischer.

Martin M., Schelling H. R. (Hrsg.) (2005): Demenz in Schlüsselbegriffen. Bern: Verlag Hans Huber.

Richter B., Richter R. W. (2004): Alzheimer in der Praxis. Bern: Verlag Hans Huber.

Recht und Pflegeversicherung

Bundesministerium für Gesundheit (kostenlose Broschüren):

1. Pflegen zu Hause. Ratgeber für die häusliche Pflege (2007)
2. Pflegeversicherung. Schutz für die ganze Familie (2006).
3. Ratgeber Pflege – Alles was Sie zur Pflege wissen müssen (2008)
4. Gut zu wissen – das Wichtigste zur Pflegereform 2008 (2008)

Zu bestellen beim BMG, per:
E-Mail: publikationen@bundesregierung.de
Telefon: 0049 (0)18 05 77 80 90 (kostenpflichtig: 14 Ct./min aus dem dt. Festnetz, abweichende Preise aus den Mobilfunknetzen möglich)
Fax: 0049 (0)18 05 77 80 9490 (kostenpflichtig: 14 Ct./min aus dem dt. Festnetz, abweichende Preise aus den Mobilfunknetzen möglich)
Schriftlich: Publikationsversand der Bundesregierung, Postfach 48 10 09, DE-18132 Rostock
als PDF zum Herunterladen: http://www.bmg.bund.de.

Bundesministerium für Justiz (Hrsg.) (2007): Betreuungsrecht mit ausführlichen Infos zur Vorsorgevollmacht, Broschürenversand der Bundesregierung. Tel.: 0049 (0)1805 77 80 90 Internet: http://www.bmj.de/SharedDocs/Downloads/DE/broschueren_fuer_warenkorb/DE/Das_Betreuungsrecht.pdf?__blob=publicationFile.

Coeppicus R. (2009): Patientenverfügung, Sterbehilfe und Vorsorgevollmacht. Rechtssicherheit bei Ausstellung und Umsetzung – Mustertexte und Lexikon. Essen: Klartext.

Klie T. (2005). Pflegeversicherung. Einführung, Lexikon, Gesetzestexte, Nebengesetze, Materialien. 7. Aufl. Hannover: Vincentz.

Petzold Ch. et al. (2007): Ethik und Recht. Bern: Verlag Hans Huber.
Aus der Reihe «Gemeinsam für ein besseres Leben mit Demenz».

Schriftenreihe der Bundesarbeitsgemeinschaft Selbsthilfe e. V.: Die Rechte behinderter Menschen und ihrer Angehörigen. 37. Aufl. 2010/11.
Bezugsadresse: BAG Selbsthilfe e. V., Broschürenversand, Dieter Gast, Kirchfeldstr. 149, DE-40215 Düsseldorf, E-Mail: dieter.gast@bag-selbsthilfe.de, Tel. 0049 (0)211 310060; Internet: www.bag-selbsthilfe.de > Veröffentlichungen > Literaturverzeichnis.

Verbraucherzentrale (2011): Pflegefall – was tun? Leistungen der Pflegeversicherungen und anderer Träger verständlich gemacht. 8. Auflage. www.vz-nrw.de.

Veröffentlichungen der Deutschen Alzheimer Gesellschaft e. V.

Selbsthilfe Demenz – Schriftenreihe

Band 1: Leitfaden zur Pflegeversicherung. Antragstellung, Begutachtung, Widerspruchsverfahren, Leistungen. 11., aktualisierte Auflage 2009.

Band 2: Ratgeber in rechtlichen und finanziellen Fragen für Angehörige von Demenzkranken, ehrenamtliche und professionelle Helfer. 5., aktualisierte Auflage 2008.

Band 3: Stationäre Versorgung von Demenzkranken. Leitfaden für den Umgang mit demenzkranken Menschen. 6., aktualisierte Auflage 2008, Band 5: Ratgeber Häusliche Versorgung Demenzkranker. 3., überarbeitete Auflage 2010.

Tagungsreihe der Deutschen Alzheimer Gesellschaft

Band 3: Demenz und Pflegebedürftigkeit. 1. Aufl. 2001.

Band 4: Gemeinsam handeln, Referate auf dem 3. Kongress der Deutschen Alzheimer Gesellschaft, Friedrichshafen, 1. Aufl. 2003.

Band 6: «Demenz – eine Herausforderung für das 21. Jahrhundert. 100 Jahre Alzheimer-Krankheit», Referate auf dem 22. Internationalen Kongress von Alzheimer's Disease International (12.–14.10.2006, Berlin), als CD-ROM.

Band 7: «Aktiv für Demenzkranke», Referate auf dem 5. Kongress der Deutschen Alzheimer Gesellschaft (9. bis 11.10.2008, Erfurt), inkl. CD-ROM.

Praxisreihe der Deutschen Alzheimer Gesellschaft

Band 1: Betreuungsgruppen für Demenzkranke. Informationen und Tipps zum Aufbau. 4., aktualisierte Auflage 2009.

Band 2: Alzheimer – Was kann ich tun? Erste Hilfe für Betroffene. 11. Aufl. 2010.

Band 3: Mit Musik Demenzkranke begleiten. Informationen und Tipps. 3. Aufl. 2009.

Band 4: Helferinnen in der häuslichen Betreuung von Demenzkranken. Aufbau und Arbeit von Helferinnenkreisen. 4. Aufl. 2009.

Band 5: Leben mit Demenzkranken. Hilfen für schwierige Verhaltensweisen und Situationen im Alltag. 4. Aufl. 2007.

Band 6: Ernährung in der häuslichen Pflege Demenzkranker. 7. Aufl. 2008.

Band 7: Gruppen für Angehörige von Demenzkranken. 1. Aufl. 2005.

Band 8: Inkontinenz in der häuslichen Versorgung Demenzkranker. Informationen und Tipps bei Blasen- und Darmschwäche. 2. Aufl. 2006.

Band 9: Prävention, Therapie und Rehabilitation für Demenzkranke. 1. Aufl. 2009.

Band 10: Frontotemporale Demenz. Krankheitsbild, Rechtsfragen, Hilfen für Angehörige, 1. Aufl. 2009.

Band 11: Wenn die Großmutter demenzkrank ist. Hilfen für Eltern und Kinder. 1. Aufl. 2010.

CD-ROMs und DVDs

Allein leben mit Demenz. Herausforderung für Kommunen – Handbuch zum Projekt. Schulungsmaterialien, Interviews und kurze Filme. DVD, 1. Aufl. 2010.

Deutsche Alzheimer Gesellschaft e. V. «**Hilfe beim Helfen**». Schulungsreihe für Angehörige von Alzheimer- und anderen Demenzkranken. CD-ROM, 3., aktualisierte Auflage 2008. *Das interaktive modulare Seminarprogramm wendet sich an pflegende Angehörige.*

Demenz interaktiv. Informationen und Übungen für Angehörige und Betroffene. CD-ROM, 2. Aufl. 2009.

Leben mit FTD. Dreiteiliger Dokumentarfilm über frontotemporale Demenz der Deutschen Alzheimer Gesellschaft, 2010. Bezugsquelle: www.deutsche-alzheimer.de.

Sonstige Veröffentlichungen

Das Wichtigste über die Alzheimer-Krankheit und andere Demenzformen. Ein kompakter Ratgeber. 17., aktualisierte Auflage 2010.

Das Buch der Erinnerungen. Buch mit Beiträgen verschiedener Prominenter zur Unterstützung der Arbeit der DAlzG.

Fotoband «Blaue und graue Tage», Portraits von Demenzkranken und ihren Angehörigen, 1. Aufl. 2006.

Liebe Oma. Kinderbuch. 3. Aufl. 2007.

Pflege und Betreuung von Menschen mit Demenz am Lebensende. Hrsg.: Alzheimer Europe, Deutsche Alzheimer Gesellschaft, Schweizerische Alzheimervereinigung, 1. Aufl., November 2009.

Vergesst die Demenzkranken nicht! Forderungen der Deutschen Alzheimer Gesellschaft e. V., 3. Aufl. 2010.

Zeitschrift Alzheimer Info – Vierteljährlich erscheinende Mitgliederzeitschrift.

Zu bestellen bei: Deutsche Alzheimer Gesellschaft e. V. Selbsthilfe Demenz,
Friedrichstraße 236, DE-10969 Berlin
Tel. 0049 (0)30 259 37 95-0, Fax 0049 (0)30 259 37 95–29
http://www.deutsche-alzheimer.de.

Deutschsprachige Spiele zum Thema «Demenz»

Damals. Memoryspiel zum Sich-Erinnern. Bad Rodach: Wehrfritz.
Wehrfritz GmbH, August-Grosch-Str. 28–38, DE-96476 Bad Rodach.
Tel.: 0049 (0)9564 929-0; E-Mail: service@wehrfritz.de; Internet: http://www.wehrfritz.de
Wehrfritz GmbH, Businesscenter 271, A-4000 Linz. Tel.: 0043 0800 8809402,
Fax: 0043 0800 8809401; E-Mail: service@wehrfritz.at; www.wehrfritz.at.

Fiedler P. (2004): Sonnenuhr. Hannover: Vincentz.

Fiedler P. (2005): Waldspaziergang. Hannover: Vincentz. http://shop.altenpflege.vincentz.net

Fiedler P., Hohlmann U. (2006): «Vertellekes». Brettspiel. Hannover: Vincentz. http://shop.altenpflege.vincentz.net.

Fiedler P., Hohlmann U. (2010): «Vertellekes – das neue (Spiel). Ein Frage- und Antwortspiel für ältere Menschen. Hannover: Vincentz. http://shop.altenpflege.vincentz.net.

Fiedler P., Hohlmann Ub (2011): Ergänzungsset «Vertellekes – das neue (Spiel). 120 Ergänzungskarten zum Spiel. Hannover: Vincentz. http://shop.altenpflege.vincentz.net.

Sprichwortbox. 400 farbige Karten. Hannover: Vincentz. http://shop.altenpflege.vincentz.net.
1) 'Ne gute Figur
2) In voller Blüte
Beide Spiele wurden von der Firma HeiMap entwickelt. Die Dipl.-Gerontologin Heike Manger-Plum hat ihre Firma «HeiMap – sinnesstimulierende Beschäftigungsmaterialien für die Altenhilfe» 2010 gegründet und mit ihrem Team die Spiele entwickelt und produziert. 2010/2011: Bezugsquelle: HeiMap. http://www.heimap.de/1,000000035564,8,1.

Paillon M. (2008): Mit Sprache erinnern. Kommunikative Spiele mit dementen Menschen. München: Reinhardt.

Schmidt-Hackenberg U. (2004): Anschauen und Erzählen – Gedankenspaziergang. Kartensatz und Begleitheft. Hannover: Vincentz.

Yalniz Degilsiniz! – Du bist nicht allein! Erinnerungskarten mit türkischen Weisheiten für die Beschäftigung mit demenziell erkrankten türkischen Menschen. (Projekt Demenz & Migration).
Bezug: Arbeiterwohlfahrt Bezirk Westliches Westfalen e. V., Kronenstr. 63–69, DE-44139 Dortmund, Tel.: 0049 (0)231/5483-0, E-Mail: info@awo-ww.de
Internet: http://www.awo-ww.de.

Deutschsprachige Videos und DVDs zum Thema «Demenz»

Apfelsinen in Omas Kleiderschrank. DVD inklusive Arbeitsblätter und Begleitheft mit methodisch-didaktischen Empfehlungen für die Umsetzung im Unterricht.
Drei Filme, insgesamt 70 Minuten. Regie: Wilma Dirksen und Ralf Schnabel.

Demenzielles Verhalten verstehen, Abschied von den Spielregeln unserer Kultur (DVD) (2007). Hannover: Vincentz (Fortbildung, Schulung).

Der Tag, der in der Handtasche verschwand. Zu bestellen bei Marion Kainz, die den Film gedreht hat, Tel: 0049 (0)179 502 40 88.

Der schleichende Verfall des Gehirns. Die Alzheimersche Krankheit (DVD) (2006). Hannover: Vincentz.

Erinnerungspflege mit demenziell Erkrankten. Hannover: Vincentz, 2002.
DVD, 30 min.

Eyre, R. (2003): Iris.
Spielfilm. 87 min. Aus dem Englischen.

Integrative Validation nach Nicole Richard. Hannover: Vincentz, 1999.
DVD, 30 min.

Kuratorium Deutsche Altenhilfe (2010): DVD-Box **«Demenz – Filmratgeber für Angehörige»**.
Beinhaltet den Spielfilm «Eines Tages…», zwei weitere DVDs mit 12 Themenfilmen sowie eine CD-Rom mit Begleitmaterialien, zu beziehen über: KDA, Versand, An der Pauluskirche 3, 50677 Köln, Fax.: 0221/9318476, E-Mail: versand@kda.de, http://www.kda.de/kdaShop/filme/5014/demenz.html.

Medienprojekt Wuppertal e.V. Projektleitung: Andreas von Hören (2010): Vom Leben mit Demenz. Viele Abschiede.
DVD, 140 min plus 109 min Bonus. Bezugsquelle: www.medienprojekt-wuppertal.de.

Mein Vater – Coming Home. Spielfilm (Regie: Andreas Kleinert; Darsteller: Klaus J. Behrendt, Götz George, Ulrike Krumbiegel). Euro Video 2006.
Emmy-Gewinner 2003.

Österreichisches Institut für Validation: Zurück zu einem unbekannten Anfang – Leben mit Alzheimerkranken. Dokumentarfilme und Fortbildungseinheiten (DVD).
Bestellung über Filmcasino & polyfilm BetriebsGmbH, Margaretenstraße 78, A-1050 Wien, Informationen: http://www.leben-mit-alzheimerkranken.at.

Polley S. (2006): An ihrer Seite.
Spielfilm, 110 min. Aus dem Englischen.

Rosentreter S.: Ilses weite Weit: Filme für Menschen mit Demenz.
1) Ein Tag im Tierpark (2010)
2) Musik – gemeinsam singen! (2011)
Beide DVDs sind auch mit Begleitbuch, Fotokarten und Haptik-Set erhältlich. Bezugsquelle: www.ilsesweitewelt.de.

Ulmer E.-M. (2005): Interaktionen mit dementen Menschen. Hannover: Schlütersche.
DVD zur Fortbildung, Schulung.

Weck R. (Hrsg.) (2007): Einfach Alltag. Personenzentrierte Pflege in der Praxis. Stuttgart: Demenz Support Stuttgart.
DVD, Dokumentarfilm.

X1. Dieser Film wurde unter der Projektleitung des LVR Zentrums für Medien und Bildung von Ester.Reglin.Film produziert und vom Land Nordrhein-Westfalen und den Landesverbänden der Pflegekassen in NRW finanziert.

10-Minuten-Aktivierung bei Verwirrten. Aufbruch in die Vergangenheit. Hannover: Vincentz. *Zwei VHS-Kassetten, 92 min.*

Links

Im Internet gibt es inzwischen eine Vielzahl von interessanten Websites mit Informationen über Demenz bzw. die Alzheimer-Erkrankung. Im Folgenden wird nur eine Auswahl der verschiedenen Seiten vorgestellt und näher beschrieben. Der Verlag übernimmt keine Verantwortung für die Aktualität der Inhalte bzw. mögliche Links der Internetseiten. Stand der Informationen Oktober 2009.

http://www.aktion-demenz.de: Seite des Vereins Aktion Demenz e. V. Der Verein möchte das bürgerschaftliche Engagement wecken und fördern und wendet sich nicht nur an Fachpublikum.

http://www.alois.de: firmengebundenes Informationsportal zur Alzheimer-Krankheit des Alzheimer Online Informationsservice.

http://www.alz.ch: Die Seite der schweizerischen Alzheimervereinigung informiert über aktuelle Themen rund um die Krankheit. Der Schwerpunkt der Vereinigung liegt auf der Beratung von Betroffenen und ihren Angehörigen. Die Vereinigung unterhält ein so genanntes Alzheimer-Telefon.

http://www.alzheimerforum.de: Seite der Angehörigen Initiative e. V. mit wichtigen Informationen zur Krankheit mit Schwerpunkt auf der Unterstützung der Angehörigen. Aktuelles auch zu den Themen Recht, Pflegeversicherung, Behandlungsansätze und Hilfsmittel. Möglichkeit der telefonischen Beratung. Bietet umfassende Adressenliste auch über Angehörigengruppen in Österreich.

http://www.alzheimerforum.ch: Alzheimer Forum Schweiz.

http://www.alzheimer-forschung.de: Alzheimer Forschung Initiative e. V.

http://www.alzheimer-gesellschaft.at: Seite der österreichischen Alzheimer Gesellschaft mit Schwerpunkt auf Wissenschaft und Forschung.

http://www.alzheimer-net.ch: eine firmengebundene Schweizer Info-Plattform (deutsch/ französisch).

http://www.alzheimer-selbsthilfe.at: Seite des Alzheimer Angehörigen Austria Vereins mit nützlichen Informationen zu vielen Themen der Krankheit für Betroffene und Angehörige.

http://www.dcm-deutschland.de: Offizielle deutsche Seite des DCM-Verfahrens unter der Trägerschaft der Privaten Universität Witten/Herdecke mit Informationen über Aus- und Fortbildung für Pflegende und andere Angehörige des Gesundheitswesens.

http://www.demenz-service-nrw.de: Seite der Landesinitiative Demenz-Service Nordrhein-Westfalen. Dies ist eine gemeinsame Plattform einer Vielzahl von Akteuren, in deren Zentrum die Verbesserung der häuslichen Situation von Menschen mit Demenz und die Unterstützung ihrer Angehörigen stehen. Die Seite bietet vielfältige Informationen.

http://www.demenz-support.de: Zentrum für Informationstransfer zum Thema Demenz. Herausgeber der Zeitschrift «Demenz», ein Gesellschaftsjournal, in dem das Thema Demenz aus einer zivilgesellschaftlichen, übergreifenden Perspektive beleuchtet wird. Sie richtet sich an pflegende Angehörige, an Alzheimer-Betroffene, an bürgerschaftlich engagierte Menschen, an Vertreter der Kommunen, der Kirche, der Kultur und vieler anderer gesellschaftlicher Bereiche.

http://www.deutsche-alzheimer.de: Seite der deutschen Alzheimer Gesellschaft mit Hilfen für Betroffene und ihre Angehörigen. Sie bietet den Service der Online-Beratung, die Möglichkeit, Informationsblätter, Materialien und Broschüren herunterzuladen bzw. zu bestellen. Darüber hinaus bietet sie eine umfassende Adressenliste von allen regionalen Alzheimer Gesellschaften, Beratungsstellen und Angehörigengruppen in Deutschland.

http://www.dgn.org: Deutsche Gesellschaft für Neurologie.

http://www.dgpalliativmedizin.de: Die Deutsche Gesellschaft für Palliativmedizin befasst sich unter anderem auch mit der Palliativbetreuung fortgeschritten demenziell Erkrankter (s. «DPG Arbeitsgruppen, Palliativmedizin Nichttumorpatienten»).

http://www.evidence.de/Leitlinien/leitlinien-intern/index.html: Evidenzbasierte medizinische Leitlinie (Experten, Fachleute im Gesundheitswesen).

http://www.kda.de: Seite des Kuratoriums Deutsche Altershilfe (KDA) mit vielen nützlichen Informationen zur Pflege und Betreuung von alten Menschen und hilfreichen Informationen zu aktuellen Veröffentlichungen zum Thema Demenz.

http://www.kosch.ch: Website zur Koordination und Förderung von Selbsthilfegruppen in der Schweiz.

http://www.hospiz.net: Die Seite des Deutschen Hospiz- und Palliativverbandes (DHPV) beschäftigt sich unter anderem auch mit der hospizlichen Begleitung von Menschen mit Demenz in fortgeschrittenen Stadien bzw. in der Sterbephase.

http://www.oegn.at: Österreichische Gesellschaft für Neurologie.

http://www.patientenleitlinien.de: Internetseite mit gut verständlichen medizinischen Informationen für Patienten.

http://www.pflegen-demenz.de: Erste deutschsprachige Fachzeitschrift für die professionelle Pflege von Personen mit Demenz mit Beiträgen, deren Schwerpunkte auf der praktischen Umsetzung und Verbesserung im Alltag von Menschen mit Demenz und ihren Pflege- und Betreuungspersonen liegen.

http://www.wegweiser-demenz.de: Internetportal des Bundesministeriums für Familien, Senioren, Frau und Jugend (BMFSFJ) mit vielen Informationen zum Thema Demenz.

http://www.wg-qualitaet.de: vom Bundesministerium für Familie, Senioren, Frauen und Jugend gefördertes Modellprojekt zur Qualitätssicherung in ambulant betreuten Wohngemeinschaften für Menschen mit Demenz.

http://www.zfg.uzh.ch: Zentrum für Gerontologie; interdisziplinäres und interfakultäres Kompetenzzentrum der Universität Zürich; auch psychologische Beratung zum Altern.

Wichtige Adressen in Deutschland, Österreich und der Schweiz

Deutschland

Alzheimer-Ethik e. V.
Nassauerstraße 31
DE-59065 Hamm
Tel.: 0049 (0)2381 972 28 84
E-Mail: anfrage@alz-eth.de
Internet: http://www.alzheimer-ethik.de
http://www.alzheimer-alternativ-therapie.de

Alzheimer Forschung Initiative e. V.
Kreuzstr. 34
DE-40210 Düsseldorf
Postadresse: Postfach 20 01 29, DE-40099 Düsseldorf
Tel.: 0049 (0)211 862 066-0; Service-Tel.: 0049 (0)800 200 400 1 (gebührenfrei)
Fax: 0049 (0)211 862 066-11
E-Mail: info@alzheimer-forschung.de
Internet: http://www.alzheimer-forschung.de

BAGA Bundesarbeitsgemeinschaft für Alten- und Angehörigenberatung e. V.
Lisa Berk
Berliner Platz 8
DE-97080 Würzburg
Tel.: 0049 (0)931 28 43 57
E-Mail: info@baga.de
http://www.baga.de

BAG SELBSTHILFE e. V.
Bundesarbeitsgemeinschaft SELBSTHILFE von Menschen mit Behinderung und chronischer Erkrankung und ihren Angehörigen e. V.
Kirchfeldstr. 149
DE-40215 Düsseldorf
Tel.: 0049 (0)211 310 06-0
Fax: 0049 (0)211 310 06-48
E-Mail: info@bag-selbsthilfe.de
Internet: http://www.bag-selbsthilfe.de

Bundesarbeitsgemeinschaft der Freien Wohlfahrtspflege (BAGFW) e. V.
Oranienburger Straße 13–14
DE-10178 Berlin
Tel.: 0049 (0)30 240 89-0
Fax: 0049 (0)30 240 89-134
E-Mail: info@bag-wohlfahrt.de
Internet: http://www.bagfw.de

Bundesministerium für Familie, Senioren, Frauen und Jugend
DE-11018 Berlin
Tel.: 0049 (0)180 190 705 0 (Montag bis Donnerstag: von 9.00–18.00 Uhr; Anrufe aus dem Festnetz: 9.00–18.00 Uhr 3,9 Cent pro angefangene Minute)
Tel: 0049 (0)30 185 55-0 (Zentrale)
Fax: 0049 (0)30 185 554 400
E-Mail: Kontaktformular
http://www.bmfsfj.de → Ältere Menschen → Demenz

Bundesministerium für Gesundheit (BMG)
Erster Dienstsitz:
Rochusstr. 1, DE-53123 Bonn
Zweiter Dienstsitz:
Friedrichstraße 108, DE-10117 Berlin (Mitte)
Telefon: 0049 (0)30 18441-0 (bundesweiter Ortstarif)
Fax: 0049 (0)30 18441-4900
E-Mail: info@bmg.bund.de oder Kontaktformular
http://www.bmg.de → Pflege → Demenz

Demenz Support Stuttgart – Zentrum für Informationstransfer
Hölderlinstr. 4
DE-70174 Stuttgart
Tel.: 0049 (0)711 997 87 10
Fax: 0049 (0)711 997 87 29
E-Mail: info@demenz-support.de
Internet: http://www.demenz-support.de

Demenz – Das Magazin
Vincentz Network GmbH
Postfach 6247
DE-30062 Hannover
Internet: http://www.altenpflege.vincentz.net/zeitschriften/demenz/

Deta-Med
Karl-Marx-Str. 188 (Ärztehaus)
DE-12043 Berlin
Tel.: 0049 (0)30 689 89 970
Fax: 0049 (0)30 89 979 689 457
E-Mail: info@deta-med.com

Demenz Support Stuttgart – Zentrum für Informationstransfer
Hölderlinstr. 4
DE-70174 Stuttgart
Tel.: 0049 (0)711 997 87 10
Fax: 0049 (0)711 997 87 29
E-Mail: info@demenz-support.de
Internet: http://www.demenz-support.de

Deutsche Alzheimer Gesellschaft e. V.
Friedrichstr. 236
DE-10969 Berlin
Tel.: 0049 (0)30 259 37 95 0
Fax: 0049 (0)30 259 37 95 29
E-Mail: info@deutsche-alzheimer.de
Internet: http://www.deutsche-alzheimer.de/
Mit ausführlichen Informationen zu allen regionalen Beratungsstellen in Deutschland.

Deutsche Arbeitsgemeinschaft Selbsthilfegruppen e. V.
Kontaktstelle für Selbsthilfegruppen Gießen
Friedrichstr. 28
DE-35392 Gießen
Tel.: 0049 (0)641 994 56 12
Fax: 0049 (0)641 994 56 19
E-Mail: dagshg@gmx.de
Internet: www.dag-shg.de

Deutsche Expertengruppe Dementenbetreuung e. V.
Herr Martin Hamborg
Haberkamp 3
DE-22399 Hamburg
Tel.: 0049 (0)3221 105 69 79
Fax: 0049 (0)40 2787 1381
E-Mail: info@demenz-ded.de
http://www.demenz-ded.de

Deutsche Gesellschaft für Gerontologie und Geriatrie (DGGG) e. V.
Geschäftsstelle
Seumestr. 8
DE-10245 Berlin
Tel. 0049 (0)30 52137271
Fax: 0049 (0)30 52137272
E-Mail: gs@dggg-onli.de
http://www.dggg-online.de

Geschäftsstelle
Reinhardtstr. 14
DE-10117 Berlin
Tel.: 0049 (0)30 531 437 93-0
Fax: 0049 (0)30 531 437 93-9
E-Mail: info@dgn.org
Internet: http://www.dgn.org

Deutsche Gesellschaft für Gerontopsychiatrie und -psychotherapie e. V. (DGGPP)
Geschäftsstelle
Postfach 1366
DE-51675 Wiehl
Tel.: 0049 (0)2262 797 683
Fax: 0049 (0)2262 999 99 16
E-Mail: GS@dggpp.de
Internet: http://www.dggpp.de/

Deutsche Gesellschaft für Psychiatrie, Psychotherapie und Nervenheilkunde (DGPPN)
Hauptgeschäftsstelle:
Reinhardtstr. 14
DE-10117 Berlin
Tel.: 0049 (0)30 240 477 20
Fax: 0049 (0)30 240 477 229
E-Mail: sekretariat@dgppn.de
Internet: http://www.dgppn.de

Deutsche Seniorenliga e. V.
Heilsbachstr. 32
DE-53123 Bonn
Tel.: 0049 (0)228 367 93 0
Fax: 0049 (0)228 367 93 90
E-Mail: info@deutsche-seniorenliga.de
Internet: http://www.deutsche-seniorenliga.de

Deutsches Grünes Kreuz e. V.
Im Kilian
Schuhmarkt 4
DE-35037 Marburg
Tel.: 0049 (0)64 21 29 30
Fax: 0049 (0)64 21 229-10
E-Mail: dgk@kilian.de
Internet: http://www.dgk.de

Deutsches Zentrum für Altersfragen (DZA)
Manfred-von-Richthofenstr. 2
DE-12101 Berlin-Tempelhof
Tel.: 0049 (0)30 260740 0
Fax: 0049 (0)30 7854350
E-Mail: Kontaktformular auf der Homepage («Kontakt»)
Internet: http://www.dza.de

Dialog- und Transferzentrum Demenz (DZD) an der Universität Witten/Herdecke
Universität Witten/Herdecke
Stockumer Straße 10
DE-58453 Witten
Sekretariat: Claudia Kuhr
Tel.: 0049 (0)2302 926-306
Fax: 0049 (0)2302 926-310
E-Mail: Claudia.Kuhr@uni-wh.de oder Kontaktformular auf der Homepage («E-Mail»)
Internet: http://www.uni-wh.de/gesundheit/pflegewissenschaft/institute-und-einrichtungen/dialogzentrum-demenz-dzd/

Forum gemeinschaftliches Wohnen e. V.
Bundesvereinigung
Haus der Region, Hildesheimer Str. 20
DE-30169 Hannover
Tel.: 0049 (0)511 475 3253
Fax: 0049 (0)511 475 3530
E-Mail: info@fgwa.de
Internet: http://www.fgwa.de

Hirnliga e. V.
Geschäftsstelle
Postfach 1366
DE-51657 Wiehl
Tel.: 0049 (0)2262 999 99 17 (montags bis freitags von 8.30 bis 12.30 Uhr)
E-Mail: buero@hirnliga.de
Internet: http://www.hirnliga.de

IdeM
Informationszentrum für demenziell und psychisch erkrankte sowie geistig behinderte MigrantInnen und ihre Angehörigen
Frau Derya Wrobel
Rubensstr. 84
DE-12157 Berlin
Tel.: 0049 (0)30 856 296 57
Fax: 0049 (0)30 856 296 58
E-Mail: derya.wrobel@vdk.de
Internet: http://www.idem-berlin.de
Allgemeine Sprechzeiten: dienstags 9.00–12.00 Uhr, donnerstags 13.00–15.00 Uhr
Muttersprachliche Sprechzeiten jeweils in der ersten Woche des Monats:
Türkisch: montags von 9.00–12.00 Uhr
Arabisch: montags von 15.00–18.00 Uhr
Polnisch: dienstags von 15.00–18.00 Uhr
Serbisch-Kroatisch: mittwochs von 15.00–18.00 Uhr

Kompetenznetz Demenzen e. V.
Sprecher Prof. Dr. med. Wolfgang Maier
Zentralinstitut für Seelische Gesundheit
J5
DE-68159 Mannheim
Beratung und Hilfe s. Deutsche Alzheimer Gesellschaft
Internet: http://www.kompetenznetz-demenzen.de

Kuratorium Deutsche Altershilfe (KDA)
Wilhelmine-Lübke-Stiftung e. V.
An der Pauluskirche 3
DE-50677 Köln
Tel.: 0049 (0)221 931 847 0
Internet: http://www.kda.de

Selbsthilfewegweiser für Bremen und Nordniedersachsen
Angehörigengruppe für Alzheimererkrankte
Faulenstr. 31
DE-28195 Bremen
Tel.: 0049 (0)421 4988634 und 0421 704581
Fax: 0049 (0)421 707472
E-Mail: info@netzwerk-selbsthilfe.com
Internet: http://www.netzwerk-selbsthilfe.de

Österreich

Obere Augartenstr. 26–28
A-1020 Wien
Tel./Fax: 0043 01 332 51 66
Internet: http://www.alzheimer-selbsthilfe.at

Schweiz

Alzheimer – Schweizerische Alzheimervereinigung
Rue des Pêcheurs 8 E
CH-1400 Yverdon-les-Bains
Tel.: 0041 024 426 20 00
Alzheimer-Telefon: 0041 024 426 06 06
(montags bis freitags 8.00–12.00 und 14.00–17.00 Uhr)
E-Mail: info@alz.ch
Internet: http://www.alz.ch

Alzheimer Forum Schweiz
Postfach 7832
CH-3001 Bern
E-Mail: info@alzheimerforum.ch
Internet: http://www.alzheimerforum.ch

Schrittweise …
Palliative Betreuung in Ihrer Nähe
Mühlegasse 33
CH-8001 Zürich
Tel.: 0041 044 463 13 10
Fax: 0041 044 463 18 86
E-Mail: kontakt@schrittweise.ch

Offene Kirche – in der Heiliggeistkirche
Postfach 1040
CH-3000 Bern 23
Jeweils Dienstag, 16.30–18.30 Uhr: persönliche Kurzberatung durch die Alzheimervereinigung Bern. Keine Voranmeldung nötig.
Tel.: 0041 031 370 71 14
Fax: 0041 031 370 71 91
E-Mail: info@offene-kirche.ch
Internet: www.offene-kirche.ch

Bezugsquellen für Materialien

Für einzelne Aktivierungen benötigtes Material (Instrumente, Geräte, Bastelutensilien, aber auch Puppen, Spiele etc.) findet man in einschlägigen Fachgeschäften (z. B. Sanitätshäuser, Schreibwarengeschäfte, Spielwarengeschäfte). Vieles wird auch online vertrieben. Nachfolgend eine kleine Auswahl von Bezugsadressen, die neben dem örtlichen Geschäft auch über einen Online-Shop verfügen.

Deutschland

Gehrmeyer Orthopädie- und Rehatechnik GmbH
Averdiekstr. 1
DE-49078 Osnabrück
Tel.: 0049 (0)541 94545-00
E-Mail: info@gehrmeyer.de
Internet: www.gehrmeyer-spielewelt.de.
Materialien, Instrumente, Spielgeräte, Spielsachen, Puppen für jedes Alter.
Sehr gut strukturierte, übersichtliche Internet-Seite, große Auswahl.

Boutique Karthaus
Werkstätten Karthaus
Weddern 14
DE-48249 Dülmen
Tel.: 0049 (0)2594 8932-254
E-Mail: vertrieb@werkstaetten-karthaus.de
Internet: werkstaetten-karthaus.de.
Kleine Auswahl an schönen Brettspielen (z. T. mit extra großen Figuren), Domino, Memospielen (auch 3D), alles aus Holz, Holzkalender (auch fremdspachig).

Ellhol GmbH
Holger Ellinger
Oberhofer Platz 1
DE-80807 München
Tel.: 0049 (0)89 2033 1323 (Anrufbeantworter, wenn Büro nicht besetzt; Nachricht hinterlassen)
E-Mail: info@ellhol.de oder Kontaktformular auf d. Homepage
Internet: www.aktivierungen.de.
Sehr große Auswahl, Suche braucht aber wegen der eingeschränkten Übersichtlichkeit etwas Geduld und Zeit. Vieles, das man auch selbst basteln/herstellen kann. Fundgrube für eigene Ideen.

Kreativsport
Inh. Arnd Corts, Diplom-Wirtschaftsingenieur (FH)
Hermesstr. 38
DE-58095 Hagen
Tel.: 0049 (0)2331 204 44 34
E-Mail: info@kreativsport.de
Internet: www.kreativsport.de → Seniorensport
Vor allem für körperliche Aktivierungen, im Kinderbereich aber auch große Auswahl an Spielen.

Schweiz

Betzold Lernmedien GmbH
Winkelriedstr. 82
CH-8203 Schaffhausen
Tel.: 0041 052 644 80 90
E-Mail: service@betzold.ch
Internet: www.betzold.ch
Ob Basteln, Malen oder Sport – hier finden sich Materialien und Gegenstände für alle Sinne, auch in größeren Mengen/größerer Anzahl. Schnäppchen suchen!

Deutschsprachige Kurse zum DCM-Verfahren

Das DCM-Verfahren stellt eine Möglichkeit dar, anhand von recht zuverlässigen und validen Beobachtungen festzustellen, ob und wie eine Einrichtung positive Arbeit an der Person erbringt. Menschen mit Demenz werden hinsichtlich ihres Verhaltens und ihres Wohlergehens beobachtet mit dem Ziel, Ansatzpunkte herauszufinden, wie die Qualität der Pflege und Betreuung verbessert werden kann. Im Anschluss an ein «Mapping» werden die gesammelten Daten in vorgegebenen Schritten verdichtet und dem Pflegeteam zurückgemeldet. Diese Rückmeldung leitet das ein, was Kitwood in seinem Buch «Entwicklungsschleife» nennt: Team und Mapper vereinbaren im Idealfall quantifizierbare Entwicklungsziele zusammen mit einem Handlungsplan, dessen Umsetzung beim nächsten Mapping überprüft werden kann.

Die strategischen Partner der Universität Bradford im deutschsprachigen Raum sind unter den folgenden Anschriften erreichbar:

Private Universität Witten/Herdecke
Institut für Pflegewissenschaft
Christian Müller-Hergl, Christine Riesner
Stockumer Str. 10
DE-58453 Witten
Tel. +49 (0)2302 926 306/308
Fax +49 (0)2302 926 310
www.dcm-deutschland.de

Careum Weiterbildung
Carsten Niebergall
Mühlemattstrasse 42
CH-5001 Aarau
Tel. +41 (0)62 837 58 58
Fax +41 (0)62 837 58 60
www.careum-weiterbildung.ch

Trainings werden im Institut selbst oder als «In-House-Seminar» in der interessierten Einrichtung durchgeführt. Nähere Infos bitte beim Institut anfordern.
Weitere Informationen sind erhältlich über:

Kuratorium Deutsche Altershilfe (KDA)
Bibliothek/Simone Helck
An der Paulskirche 3
DE-50677 Köln.
Tel.: +49 (0)221 9318 47-10
Fax: +49 (0)221 9318 47-6
library@kda.de
www.kda.de

Autorenverzeichnis

Chris Bonner ist Klinischer Pharmakologe in Brisbane, Queensland/Australien und auf Altenpflege spezialisiert. Er führt Beratungen und Schulungen in Pflegeheimen durch und hat intensiv über den Einsatz von Medikamenten in Altenpflegeeinrichtungen geforscht. Besonderes Interesse hat er an Psychogeriatrie und ist Mitglied einer bundesstaatlichen Task Force für das Medikamentenmanagement in Altenpflegeeinrichtungen, einer nationalen Leitlinienkommission (National Guideline Committee) des Royal Australian College of General Practitioners sowie eines nationalen Demenzforums. Vor kurzem wurde er zum außerordentlichen Professor der Fakultät für Gesundheitswissenschaften und Medizin an der Bond University ernannt.

Herausgeber der deutschsprachigen Ausgabe

Sylke Werner (dt. Hrsg.), geb. 1963, lebt in Berlin. Sie ist Altenpflegerin, Gesundheits- und Pflegemanagerin (BSc) und arbeitet als freiberufliche Dozentin in der Pflegausbildung sowie in der Fort- und Weiterbildung für Pflegende zum Thema Demenz.

Kontakt
E-Mail: Sylke.Werner63@web.de

Jürgen Georg (dt. Hrsg.), geb. 1964, lebt in Schüpfen-Ziegelried. Er ist Pflegefachmann, -lehrer, -wissenschaftler (MScN). Er arbeitete als Programmplaner und Lektor für den Verlag Hans Huber, wo er für den Bereich Pflege- und Gesundheitsberufe verantwortlich ist. Er ist freiberuflich als Dozent und Lehrbeauftragter für «Pflegediagnosen und -diagnostik» tätig. Für dieses Buch verfasste er das Kapitel zu dem Thema «das PLST-Modell».

Kontakt
E-Mail: juergen.georg@hanshuber.com

Sachwortverzeichnis

A

Abluftventilatoren 33
Aggression 15, **51**
– Episode 54
– Verhalten 55–56
Agitiertheit 15, 44, **62–67**
– Verhalten 33, **55**
Agnosie **29**
Akathisie **66**, 67
Aktivitäten des täglichen Lebens 44
akute körperliche Episode 49–52
Albträume 85
Altenpflegeeinrichtung 27
Alzheimer-Krankheit 11, 45
American Psychiatric Society 31
Analgetika 61
Analsphinkter 58–59
Angst 66
Anomalien, hämatologische 25
Anregung, geistige 44
Anregung, körperliche 44
Aphasie 29
Apraxie 29
Arbeitsgedächtnis 40
Aromatherapie **48**, 60, 95
Arzneimittelnebenwirkungen 43
Assessment 21–23, **50**
Assessmentinstrumente 50
Anomalien, hämatologische 25
Aufdringlichkeit 70 ff.
Aufmerksamkeit 29
Ausagieren, sexuelles 79
Ausfall, neuer Denkprozesse 29
Ausfälle, kognitive 16, 31, 73
Ausscheidungsrhythmus 59
Ausscheidungstechniken 59

B

Ballaststoffe 59
Basale Stimulation 95
Bedürfnisse, physiologische 42
Bekleidungsdesign 40
Berufsanamnese 26
Beschäftigungstherapie 45
Bewegungsstörungen 22

C

Comfort-Zone 15
Coping-Schwelle 16

D

Darm 59
Darmtätigkeit 59
Dehydratation 24
Delir **24**, 53
Delir-Tageszyklus 66
Demenz 15, 28, 30–31
Denkprozesse, Ausfall, neuer 29
Depression 23, 52
Durst 66
Dysphagie 73

E

Eden-Alternative-Modell 47
Endokrine Störungen 24
Episode, aggressive 54
Episode, akute körperlich 49–52
Erhalt, Lebensqualität 27
Erinnerungsarbeit 44
Erinnerungsbücher 47
Ernährungsprobleme 73 ff.
Ernst-Nehmen 60
Erscheinungsbild 22
Erschöpfung 16
Ethnomusik 33

F

Familienausflüge 34
Folgen, Stress 18
Fototherapie 95
Freizeitaktivitäten 31
Frühstadien der Demenz 41

Frustration verringern 47
Frustration, sexuelle 81

G

Gartenarbeit 47
Gastroösophagealer Reflux 84
Gedächtnisausfälle 28
Gedächtnishilfen 34
Gedächtnisprobleme 41
Gedächtnistest 22
Gedankenprozess 22
Gehfähigkeit 41
geistige Anregung 44
Gemeindeschwester 21
Gemeinschaftsbereich 34
Georg, Jürgen 89
Gerontopsychiatrie 88
Gerüche 62
Geschmacksempfindung 73
Gesichtsausdrücke 37
Gesten, obszöne 79
Grabbelkiste 71
Greifreflex 50

H

Halluzinationen 17, **23–24**, 53, 66
hämatologische Anomalien 25
Harnverhalt 24
Harnwegsinfekt 52
Harnwegsinfekte 25
Heimpflege 21
Herzerkrankung 24
Herzinsuffizienz 84
Herzschlagrhythmus 63
Hilflosigkeit 47
Hirnläsion 64
Hörschwäche 25
Hunger 29
Hyperaktivitätssymptome 52
Hyperthermie 24
Hypothermie 24
Hypoxie 66

I

Implementierung 31
Infektion 24, **61–67**
Inkontinenz 58
Inkontinenzepisode 52
Intimität 80
Isolieren 49

K

Kalorienzufuhr 77
Karriere 27
Kehlkopf 77
Koffein 84
Kognition 17
Kognition, Ausfälle 16, 31
Kognition, Beeinträchtigung 27
Kommunikationsfähigkeiten 36
Kommunikationshilfen 36–37
Kommunikationsinstrument 51
Kontinenz 29
Kontrolle, verbale 64
Körper, Anregung 43
Körper, Reaktion 49
Körperpflege 40, **56**
Körpersprache 37
Krieg 27
Kunst 44
Kunsttherapie 45
Kurzzeitgedächtnis 15, 21, 49

L

Langzeitgedächtnis 21
Lautäußerungen, Störende 61
Lebensereignisse, traumatische 27
Lebensgeschichte 44
Lebensqualität **31–33**, 48
Lebensqualität, Erhalt der 27
Leberfunktionsanomalien 25
Leiden, psychiatrisches 74
Lichttherapie 69, 86
Life-Musik 46
Literatur 44

M

Magen-Darm-Beschwerden 74
Mahlzeitenrhythmus 77
Management 21
Massagetechniken 48
Melatoninproduktion 86
Militär 27
Mini-Mental-Status-Test 22
Minimieren von Stress 36–38
Missbrauch, sexueller 80

Mobilität 21–22
Montessori-basierte Aktivitätsplanung 46
Mundpflege 40
Musiktherapie **45**
Muskeltonus 30
Myoklonus 84

N
Nahrung 73–76
Nahrungsaufnahme 46
Nahrungsergänzungsmittel 77
Nickerchen 83

O
Obst 59
Obstipation 24–25, 52–58, 61, 74
Orientiertheit 46

P
Paracetamol 54–57, 61, 86
Parkinson-Krankheit 84
Persönlichkeitsveränderungen 15
Person-zentrierter Ansatz 31
Pflegeeinrichtung 33
Pflegepraktiken 21, **40–43**
Picking 70 ff.
Pick-Krankheit 70
Planungsfähigkeit 90
PLST-Modell 89 ff.
Poesie 44
Praktiken, Stressminimierung 28
Psychose 88

R
Reaktionen, körperliche 49
Reflux, gastroösophagealer Reflux 84
Reize, akustische 62–63
Reizerscheinungen 16
Reizniveau 92
Reminiszenz 35
REM-Schlaf 83
Restless-Legs-Syndrom 84
Rufen, Wiederholtes 61

S
Scham 54
Schichtwechsel 69
Schlaf- und Wachperioden 83
Schlafapnoe 83
Schlafroutine 83
Schlafumfeld 85
Schlafverhalten 23
Schlaf-Wach-Zyklus 83
Schlaganfall 43
Schluckreflex 77
Schmerz 52
Schmerzdokumentation 54
Schmerzempfindlichkeit 42
Schmerzen 42
Schreien, wiederholtes 61
Schwerhörigkeit 62
Sehschwäche 25
Sehvermögen 45
Selbstwertgefühl 31
sensorische Stimuli 46
sensorisches Training 46
Sexualität 79
Sexualverhalten 80
Singen 45
Small Talk 57
Snoezelen 95
Sonnenuntergangsphänomen **66**, 86
Sozialanamnese 26
Spätstadium, Demenz 60
Stadien der Demenz 31
Standardisierter Tests 22
Stimme, körperlose 34
Stimuli, sensorische 46
Störungen, endokrine 24
Stressabbau 27
Stressauslöser 56
Stressfaktoren 15
Stressfolgen 18
Stressminimierung, Praktiken 28
Stressoren 30
Stressoren, mögliche 52–54
Stressreduzierende Faktoren 32–35
Stressschwelle **15**, 30
Stresstoleranzschwelle 90
Stuhlgang 59
Sundownin 66
Syphilis 25

T
Tag-Nacht-Rhythmus 48
Tanz 44

Teamwork 87 ff.
Temperatur 29
Tipps
– Umgang mit gestörtem Schlaf 83 ff.
– Umgang mit unangemessenen Sexualverhalten 79 ff.
– Nahrungsaufnahme 73 ff.
Training, sensorisches 46
Todesangst 80
Toilettenbenutzung 58
Training 87 ff.
Transiente ischämische Attacken (TIA) 24
traumatische Lebensereignisse 27
Trigger 52
Trivialwissen 46

U

Überstimulation 34
Umdekorieren 33
Umgebung 33
Umgebungsanreize 48–49
Umgebungslärm 33
Umgebungsmodifikationen 55
Umhergehen, ruheloses 65 ff.
Unabhängigkeit 42
Unerwünschte Arzneimittelwirkungen 25
Urteilsvermögen 29

V

Veränderungen der Stimmungslage 30
Verhalten 50
Verhalten, agitiertes 33, **55**
Verhalten, aggressives 55–56
Verhaltensbeobachtungsbogen 23
Verhaltensmanagement 51
Verhaltensmodifikation 11
Verlust der Fähigkeit zu Exekutivfunktionen 29
Versorgungsroutine 52
Vertraute Gegenstände 34
Vitamin-D-Mangel 25
Vorgeschichte 50

W

Wahnvorstellungen 17, 24, 66, 73
Warnzeichen 55
Wirkung, toxische 53
Wohlbehagen 46
Wortfindungsfähigkeit 22
Wortfindungsstörungen 29

Z

Zeruminalpfropf **17**, 62
Zimmereinrichtung 33
Zustände, reversible 67
Zwangsneurosen 23
Zwangsvorstellungen 23